INTRODUCTION

Bienvenue dans l'univers fascinant du "Régime Adapté au Groupe Sanguin O". Dans ces pages, nous plongerons dans une exploration détaillée et éclairante des secrets nutritionnels spécifiques à ceux qui arborent le groupe sanguin O. Plus qu'un simple guide alimentaire, ce livre est une invitation à comprendre en profondeur comment votre type sanguin peut influencer votre bien-être général, votre énergie, et même votre propension à atteindre vos objectifs de santé.

Le groupe sanguin O, souvent désigné comme le chasseur, incarne des caractéristiques distinctes qui remontent à nos ancêtres chasseurs-cueilleurs. En comprenant les nuances de ce groupe sanguin particulier, nous découvrons un chemin vers une alimentation personnalisée qui peut stimuler votre métabolisme, renforcer votre système immunitaire, et optimiser votre vitalité quotidienne.

Au-delà des recommandations alimentaires, ce livre vous guidera à travers les fondements scientifiques du lien entre le groupe sanguin O et la nutrition. Découvrez comment les choix alimentaires spécifiques peuvent harmoniser votre physiologie, favoriser une digestion optimale, et maximiser vos performances physiques.

Que vous soyez déjà engagé(e) dans une démarche de bien-être ou que vous cherchiez simplement à comprendre comment votre alimentation peut être adaptée à votre physiologie unique, ces pages vous offrent une ressource complète. Nous aborderons non seulement les bases du régime adapté au groupe sanguin O, mais également des recettes savoureuses et des conseils pratiques pour intégrer ces principes dans votre vie quotidienne.

Préparez-vous à découvrir comment chaque bouchée peut devenir une affirmation envers une vie plus saine, plus énergique et plus équilibrée. Bienvenue dans un voyage de découverte, de bien-être et de nutrition personnalisée, conçu spécifiquement pour ceux qui incarnent la force et la vitalité du groupe sanguin O.

Que ce livre soit votre compagnon pour comprendre les subtilités de votre physiologie et pour vous guider vers une alimentation qui résonne avec votre être intérieur.

Bienvenue dans le monde du "Régime Adapté au Groupe Sanguin O".

CHAPITRE UN

Les bases du groupe sanguin O

Le groupe sanguin O et ses caractéristiques

Le groupe sanguin O, souvent appelé le donneur universel, est l'un des quatre principaux groupes sanguins du système ABO. Ce système de classification est basé sur la présence ou l'absence d'antigènes spécifiques à la surface des globules rouges. Le groupe sanguin O se distingue par ses caractéristiques et sa compatibilité uniques, ce qui en fait un sujet d'un grand intérêt en médecine et en génétique.

Le Groupe Sanguin O : Les bases

Les individus du groupe sanguin O ont des globules rouges qui ne portent ni les antigènes A ni les antigènes B à leur surface. Au lieu de cela, ils possèdent des anticorps dirigés contre les antigènes A et B dans leur plasma. Cette absence d'antigènes rend le groupe sanguin O universellement compatible pour les transfusions de globules rouges avec des individus de n'importe quel autre groupe sanguin. On le désigne souvent comme le "donneur universel".

Caractéristiques du Groupe Sanguin O

1. **Donneur Universel** : Comme mentionné précédemment, les individus du groupe sanguin O peuvent donner des globules rouges à des personnes de tous autres groupes sanguins sans risque de réactions antigène-anticorps. Cette caractéristique est inestimable en cas d'urgence

lorsque des transfusions rapides sont nécessaires.

2. **Anticorps Anti-A et Anti-B :** Les individus du groupe sanguin O ont des anticorps anti-A et anti-B dans leur plasma. Cela peut entraîner certaines caractéristiques immunologiques intéressantes. Par exemple, ils sont plus résistants à certaines infections causées par des transfusions sanguines incompatibles ABO, car leurs anticorps peuvent neutraliser les antigènes A et B étrangers.

3. **Compatibilité avec les Types Sanguins :** Bien que le groupe sanguin O soit le donneur universel pour les globules rouges, les individus du groupe sanguin O ne peuvent recevoir du sang que d'autres individus du même groupe O. Cette limitation est due aux anticorps anti-A et anti-B présents dans leur plasma, qui réagiraient avec les antigènes A et B en cas de transfusion de sang incompatible.

4. **Hérédité Génétique :** Le groupe sanguin est déterminé par la génétique. L'hérédité du groupe sanguin suit la génétique mendélienne, avec le groupe sanguin O étant récessif par rapport aux groupes A et B. Cela signifie que deux individus du groupe sanguin O auront toujours des enfants du groupe O, tandis que deux individus du groupe A ou B peuvent avoir des enfants du groupe O s'ils portent l'allèle O récessif.

Le Groupe Sanguin O et la Santé

Au-delà de son importance dans les transfusions sanguines, le groupe sanguin O a été associé à diverses implications pour la santé et des susceptibilités. Bien que ces associations ne soient pas absolues et doivent être prises avec précaution, elles fournissent des aperçus intrigants du rôle du groupe sanguin dans la santé humaine.

Susceptibilité à Certaines Maladies

1. **Ulcères Gastriques** : Des recherches ont suggéré que les individus du groupe sanguin O pourraient avoir un risque accru de développer des ulcères gastriques, en particulier ceux causés par une infection à Helicobacter pylori. La raison derrière cette association nécessite encore une compréhension complète, mais elle pourrait impliquer l'interaction des antigènes spécifiques du groupe sanguin avec les bactéries H. pylori.

2. **Cancer du Pancréas** : Certaines études ont suggéré un lien potentiel entre le groupe sanguin O et un risque légèrement plus faible de cancer du pancréas que les autres groupes sanguins. Cependant, cette association n'est pas forte, et d'autres facteurs tels que la génétique et le mode de vie jouent un rôle plus significatif dans le risque de cancer.

Coagulation sanguine et Santé Cardiovasculaire

Le groupe sanguin O présente des avantages et des inconvénients spécifiques en ce qui concerne la coagulation sanguine et la santé cardiovasculaire.

1. **Risque Moindre de Formation de Caillots Sanguins** : Certaines recherches indiquent que les individus du groupe sanguin O pourraient avoir un risque moindre de développer des caillots

sanguins et une thromboembolie veineuse. Cela pourrait être dû à des niveaux spécifiques de facteurs de coagulation dans leur sang.

2. **Risque Légèrement Plus Élevé de Maladies Cardiaques** : En revanche, les individus du groupe sanguin O pourraient présenter un risque légèrement plus élevé de maladies cardiaques que ceux du groupe sanguin A ou B. Cette corrélation n'est pas bien comprise et nécessite des investigations supplémentaires.

Influence sur l'Alimentation et la Nutrition

Les régimes en fonction du groupe sanguin, popularisés par le livre "Mangez en Fonction de Votre Groupe Sanguin" du Dr. Peter D'Adamo, suggèrent que les individus du groupe sanguin O devraient suivre un plan alimentaire spécifique. Cependant, la validité scientifique de ces régimes demeure un sujet de débat, et des preuves scientifiques supplémentaires sont nécessaires pour étayer leur efficacité.

Groupe Sanguin O dans les Transplantations

La compatibilité du groupe sanguin O va au-delà des transfusions de globules rouges et joue un rôle crucial dans la transplantation d'organes. Les organes tels que le cœur, les poumons et les reins doivent être assortis en termes de compatibilité ABO pour réduire le risque de rejet.

Transplantations de Rein

Les individus du groupe sanguin O ont un avantage distinct dans les transplantations rénales. Étant donné qu'ils ne possèdent pas d'antigènes A et B sur leurs globules rouges, ils peuvent recevoir des reins de donneurs de n'importe quel groupe sanguin. Ce bassin élargi de donneurs potentiels accroît leurs chances de trouver un rein compatible.

Facteurs Génétiques et Groupes Sanguins

Les groupes sanguins, y compris le groupe ABO et le facteur RhD (facteur Rh), sont déterminés par des facteurs génétiques spécifiques. Comprendre la génétique des groupes sanguins est essentiel pour diverses applications médicales, notamment les transfusions sanguines, les transplantations d'organes et les soins prénataux.

Génétique du Groupe Sanguin ABO

Le système de groupe sanguin ABO est le système de typage sanguin le plus connu et le plus largement utilisé. Il est basé sur la présence ou l'absence de deux antigènes, A et B, à la surface des globules rouges. La génétique du groupe sanguin ABO est relativement simple et suit les schémas d'hérédité mendélienne.

Allèles et Génotypes

1. **Allèles** : Le gène ABO, situé sur le chromosome 9, possède trois principaux allèles : A, B et O. Ces allèles déterminent le groupe sanguin d'un individu.

2. **Génotypes** : Un individu hérite d'un allèle ABO de chaque parent, ce qui entraîne divers génotypes et des groupes sanguins correspondants :

   - **AA ou AO** : Ces génotypes donnent le groupe sanguin A.
   - **BB ou BO** : Ces génotypes donnent le groupe sanguin B.
   - **AB** : Ce génotype donne le groupe sanguin AB.
   - **OO** : Ce génotype donne le groupe sanguin O.

Co-dominance et Allèles Multiples

Un aspect fascinant du système de groupe sanguin ABO est qu'il présente une co-dominance. En cas d'hétérozygotie (présence de deux allèles différents), les deux antigènes sont exprimés de manière égale à la surface des globules rouges. C'est pourquoi les individus du groupe sanguin AB ont à la fois les antigènes A et B.

De plus, l'allèle O est récessif à la fois par rapport aux allèles A et B, c'est pourquoi les individus avec un génotype OO ont le groupe sanguin O.

Génétique du Groupe Sanguin RhD (Facteur Rh)

Le système de groupe sanguin RhD, souvent appelé facteur Rh, est un autre composant crucial de la typographie sanguine. Ce système est basé sur la présence ou l'absence de l'antigène RhD (également appelé antigène Rhesus) à la surface des globules rouges.

Allèles et Génotypes

1. **Allèles** : Le gène RhD sur le chromosome 1 possède deux principaux allèles : RhD-positif (Rh +) et RhD-négatif (Rh-).

2. **Génotypes** : Un individu hérite d'un allèle RhD de chaque parent, ce qui entraîne deux génotypes possibles :

   - **RhD-positif (+/+ ou +/-)** : Les individus avec au moins un allèle RhD-positif expriment l'antigène RhD et sont considérés comme Rh-positifs.

   - **RhD-négatif (-/-)** : Les individus avec deux allèles RhD-négatifs n'ont pas l'antigène RhD et sont Rh-négatifs.

Modèles d'Hérédité

L'hérédité des groupes sanguins suit des modèles simples de Mendel, ce qui la rend prévisible dans la génétique familiale. Lorsque deux individus avec des groupes sanguins différents ont des enfants, leur progéniture hérite d'une combinaison des allèles de leurs parents.

Compatibilité et Incompatibilité des Groupes Sanguins

Comprendre la génétique des groupes sanguins est essentiel dans les contextes médicaux, en particulier dans les transfusions sanguines et les transplantations d'organes. La compatibilité et l'incompatibilité des groupes sanguins sont les suivantes :

1. **Compatibilité ABO** : Les individus de type A peuvent recevoir du sang de donneurs de type A ou de type O, tandis que ceux de type B peuvent recevoir du sang de donneurs de type B ou de type O. Les individus de type AB peuvent recevoir du sang de tout type ABO, et les individus de type O ne peuvent recevoir que du sang de donneurs de type O.

2. **Compatib**

3. **ilité Rh** : Les individus RhD-positifs peuvent recevoir du sang RhD-négatif ou RhD-positif, mais les individus RhD-négatifs ne devraient recevoir que du sang RhD-négatif pour éviter la sensibilisation au Rh.

Test génétique pour les groupes sanguins

Les tests génétiques peuvent déterminer le groupe sanguin d'un individu et sont souvent utilisés dans les soins prénatals pour évaluer la possible incompatibilité Rh entre une mère et son enfant à naître. Ces tests peuvent également confirmer le groupe sanguin dans des situations où le type sanguin est incertain ou mixte.

Comment déterminer votre groupe sanguin

Connaître votre groupe sanguin est essentiel à des fins médicales, en particulier dans les situations d'urgence, les transfusions sanguines, les greffes d'organes et la grossesse. Plusieurs méthodes existent pour déterminer le groupe sanguin, allant des tests simples à domicile à des procédures de laboratoire plus approfondies.

Il est crucial de souligner l'importance de connaître son groupe sanguin, car cela peut jouer un rôle déterminant dans divers contextes médicaux. Les tests génétiques offrent une méthode fiable pour obtenir cette information, en particulier lorsqu'il y a des doutes sur le type sanguin ou des situations mixtes.

Les informations sur le groupe sanguin revêtent une importance particulière pendant la grossesse, car elles permettent d'évaluer le risque potentiel d'incompatibilité Rh entre la mère et le fœtus. La confirmation du groupe sanguin devient alors une étape cruciale pour garantir des soins prénatals appropriés et minimiser les risques pour la santé du bébé à naître.

En résumé, les tests génétiques pour les groupes sanguins ne se limitent pas à une simple curiosité, mais revêtent une importance médicale significative. Ils jouent un rôle essentiel dans la prise en charge médicale, assurant une compréhension précise du groupe sanguin d'un individu et contribuant ainsi à des décisions médicales éclairées.

Méthodes de Typage Sanguin

1. Kits de Typage Sanguin (Tests à Domicile) Les kits de typage sanguin sont disponibles pour une utilisation à domicile et constituent une manière

rapide et pratique de déterminer votre groupe sanguin. Ces kits incluent généralement :

- Réactifs de typage sanguin (anticorps anti-A et anti-B)
- Lancettes pour percer votre doigt
- Cartes de test ou lames avec des zones étiquetées pour les échantillons de sang

Les étapes pour utiliser un kit de typage sanguin à domicile sont les suivantes : a. Nettoyez le bout de votre doigt avec une compresse imbibée d'alcool. b. Utilisez la lancette pour percer votre doigt et recueillir une petite goutte de sang. c. Appliquez une goutte de sang sur les zones étiquetées de la carte de test ou de la lame. d. Ajoutez les anticorps anti-A et anti-B aux zones correspondantes. e. Observez la réaction entre votre sang et les anticorps. La présence ou l'absence d'agglutination (agglutinement) indiquera votre groupe sanguin.

Il est important de rappeler que les kits de typage sanguin à domicile sont généralement moins précis que les tests de laboratoire et peuvent ne pas fournir d'informations sur votre facteur Rh (Rhésus).

Précision des Kits de Typage Sanguin à Domicile

Bien que ces kits offrent une méthode accessible pour déterminer le groupe sanguin, il est crucial de noter leur moindre précision par rapport aux tests de laboratoire. Les résultats peuvent varier, et il est recommandé de confirmer les informations critiques, comme le facteur Rh, par des moyens plus fiables si nécessaire pour des décisions médicales importantes, telles que les transfusions sanguines ou les soins prénatals.

2. Tests de Laboratoire Médical

Pour des résultats de typage sanguin les plus précis et

complets, il est recommandé de faire déterminer votre groupe sanguin par un laboratoire médical. Le laboratoire utilise des réactifs et un équipement spécialisés pour effectuer un test sanguin appelé groupe sanguin ou test de typage sanguin. Voici comment cela fonctionne :

a. Un professionnel de la santé prélèvera un petit échantillon de sang de votre veine, généralement de votre bras.

b. L'échantillon de sang est mélangé avec des anticorps anti-A et anti-B, et la réaction est observée.

c. Le laboratoire peut également tester la présence du facteur Rh (Rh-positif ou Rh-négatif) en utilisant des anticorps anti-Rh.

d. Le laboratoire déterminera vos groupes sanguins ABO et Rh en se basant sur les réactions observées.

Les tests de laboratoire médical représentent la référence absolue pour le typage sanguin et sont utilisés dans des contextes cliniques pour des transfusions, des chirurgies et d'autres procédures médicales.

Importance des Tests de Laboratoire pour le Typage Sanguin Les tests de laboratoire offrent une précision supérieure par rapport aux kits de typage sanguin à domicile. Grâce à l'utilisation de réactifs spécialisés et d'équipements de pointe, ces tests garantissent des résultats fiables, cruciaux dans des situations médicales délicates. Le laboratoire évalue non seulement les groupes sanguins ABO, mais également le facteur Rh, une information essentielle pour des interventions médicales telles que les transfusions sanguines et les interventions chirurgicales. Opter pour des tests de laboratoire renforce ainsi la confiance dans les résultats et contribue à des décisions médicales plus éclairées.

3. Centres de Don de Sang ou Banques de Sang

De nombreux centres de don de sang et banques de sang proposent des services gratuits de typage sanguin dans le cadre de leur processus de don. Lorsque vous faites un don de sang, ils détermineront votre groupe sanguin et vous informeront des résultats. Il s'agit d'une manière pratique de connaître votre groupe sanguin tout en contribuant à une ressource cruciale pour les soins de santé.

4. Dossiers Médicaux

Votre groupe sanguin peut être consigné dans vos dossiers médicaux si vous avez subi des interventions médicales ou des analyses sanguines. Vous pouvez demander ces informations à votre prestataire de soins de santé ou à l'établissement médical où vous avez reçu un traitement.

Importance de Connaître Votre Groupe Sanguin

Connaître votre groupe sanguin est essentiel pour plusieurs raisons :

• **Transfusions Sanguines** : Dans les situations d'urgence ou les interventions médicales nécessitant des transfusions sanguines, avoir une correspondance correcte de groupe sanguin est essentiel pour prévenir des réactions indésirables.

• **Transplantation d'Organes** : La correspondance des groupes sanguins entre les donneurs et les receveurs est cruciale pour le succès des transplantations d'organes.

• **Grossesse et Compatibilité Rh** : Les femmes enceintes Rh-négatif peuvent nécessiter des soins spéciaux si leur bébé est Rh-positif pour prévenir la sensibilisation Rh.

• **Diagnostic Médical** : Certaines conditions médicales et maladies peuvent être associées à des groupes sanguins ou à des antigènes spécifiques.

Il est donc impératif d'être conscient de votre groupe sanguin, car cela peut avoir un impact significatif sur les décisions médicales, assurant des soins de santé adaptés à vos besoins spécifiques.

La Singularité des Individus de Groupe Sanguin O

Le groupe sanguin O, souvent appelé le donneur universel, se distingue au sein du système de groupes sanguins ABO en raison de ses caractéristiques uniques et des implications potentielles pour la santé, la compatibilité et la génétique. Ici, nous explorons la particularité des individus avec le groupe sanguin O.

Statut de Donneur Universel L'un des aspects les plus remarquables du groupe sanguin O est sa classification en tant que donneur universel pour les transfusions de globules rouges. Les individus de groupe sanguin O peuvent donner leur sang à des receveurs de n'importe quel groupe sanguin ABO - A, B, AB ou O - sans provoquer de réactions indésirables. Ce statut de donneur universel revêt une importance cruciale dans les situations médicales d'urgence nécessitant des transfusions sanguines rapides. Lorsqu'une personne avec un groupe sanguin inconnu a besoin d'une transfusion, le sang de type O est souvent utilisé pour assurer la compatibilité.

Implications en Santé et en Génétique Outre son rôle de donneur universel, le groupe sanguin O présente également des implications pour la santé et la génétique. Des études suggèrent des liens potentiels entre le groupe sanguin O et certaines conditions médicales, bien que la recherche dans ce domaine soit en constante évolution. Comprendre ces implications peut contribuer à une approche personnalisée des soins de santé et de la prévention des maladies pour les individus de groupe sanguin O.

En résumé, le groupe sanguin O va au-delà de sa classification en tant que donneur universel, apportant des nuances uniques qui méritent une exploration approfondie pour mieux comprendre son impact sur la santé individuelle et les considérations médicales.

Compatibilité et Anticorps

Les individus de groupe sanguin O possèdent des anticorps uniques dans leur plasma - les anticorps anti-A et anti-B. Ces anticorps résultent de l'absence d'antigènes A et B à la surface de leurs globules rouges. Cela entraîne plusieurs implications intrigantes :

Compatibilité Renforcée avec le Sang O-négatif Les individus de groupe sanguin O-négatif (O-) ont le statut de donneur universel et sont considérés comme des receveurs universels pour les transfusions de globules rouges. Ils peuvent recevoir du sang O-négatif ne contenant aucun antigène A, B ou RhD sans provoquer de réactions indésirables. Cette caractéristique est précieuse en cas d'urgence, lorsque l'identification du groupe sanguin du receveur peut ne pas être possible avant la transfusion.

Réduction du Risque de Transfusions Incompatibles ABO Les individus de groupe sanguin O disposent d'un mécanisme de défense naturel contre les transfusions incompatibles ABO. S'ils reçoivent du sang avec des antigènes A ou B, leurs anticorps anti-A et anti-B peuvent neutraliser les antigènes étrangers, réduisant ainsi le risque de réactions graves par rapport aux individus de groupes sanguins A, B ou AB.

Implications pour la Sécurité des Transfusions Comprendre la présence d'anticorps anti-A et anti-B chez les individus de groupe sanguin O est essentiel pour assurer la sécurité des transfusions sanguines. Cette caractéristique unique offre une protection naturelle contre les réactions indésirables, renforçant ainsi la fiabilité des transfusions sanguines, en particulier dans des situations d'urgence où la rapidité et la précision sont cruciales.

Compatibilité Limitée pour la Réception de Sang

Bien que le groupe sanguin O puisse donner à n'importe qui, les individus de groupe sanguin O ne peuvent recevoir du sang que de donneurs de type O. Les anticorps anti-A et anti-B les rendent sensibles aux antigènes A et B chez les individus de groupes sanguins A, B ou AB.

Héritage Génétique

L'héritage du groupe sanguin suit la génétique mendélienne, ce qui contribue à la singularité des individus de groupe sanguin O :

- Le groupe sanguin O est récessif par rapport aux groupes A et B. Cela signifie que les individus de groupe sanguin O doivent avoir deux allèles O (OO), les individus de groupe sanguin A peuvent avoir des génotypes AA ou AO, et les individus de groupe sanguin B peuvent avoir des génotypes BB ou BO.

- Deux parents de groupe sanguin O auront toujours des enfants de groupe sanguin O, car ils ne peuvent transmettre que des allèles O.

- Lorsque des individus de groupe sanguin O ont des enfants avec des individus d'autres groupes sanguins, leur progéniture peut hériter d'une gamme de groupes sanguins, en fonction de la génétique du parent non de groupe sanguin O.

Associations avec la Santé

Au-delà de la compatibilité sanguine, le groupe sanguin O a été associé à divers traits de santé, bien que ces associations ne soient pas absolues :

- **Risque Moindre de Caillots Sanguins** : Certaines études suggèrent que les individus de groupe sanguin O peuvent avoir un risque légèrement inférieur de développer des caillots sanguins et une thromboembolie veineuse.

- **Risque Accru d'Ulcères Gastriques** : Il existe un lien potentiel entre le groupe sanguin O et un risque accru d'ulcères gastriques, en particulier ceux causés par l'infection à Helicobacter pylori. Les raisons de cette association doivent encore être entièrement comprises.

- **Risque Cardiovasculaire Mixte** : Les individus de groupe sanguin O peuvent avoir un risque légèrement plus élevé de maladies cardiaques que ceux des groupes sanguins A ou B. Cependant, les preuves sur cette association sont mixtes, et d'autres facteurs tels que la génétique et le mode de vie jouent un rôle plus significatif dans la santé cardiovasculaire.

CHAPITRE DEUX

La Science derrière le Régime Alimentaire du Groupe Sanguin O

1. La Recherche et la Théorie de Peter D'Adamo

Le Dr. Peter D'Adamo est un médecin naturopathe qui a attiré l'attention dans les années 1990 et au début des années 2000 avec son livre "Eat Right for Your Type" ("Mangez Selon Votre Groupe Sanguin"). Dans ce livre, D'Adamo a proposé une théorie connue sous le nom de régime alimentaire du groupe sanguin, suggérant que le groupe sanguin d'un individu devrait influencer ses choix alimentaires. Bien que cette théorie ait suscité à la fois de l'intérêt et des critiques, il est essentiel de comprendre les aspects critiques de la recherche de D'Adamo et les principes derrière le régime alimentaire du groupe sanguin.

Les Fondements du Régime Alimentaire du Groupe Sanguin

La théorie du régime alimentaire du groupe sanguin du Dr. Peter D'Adamo repose sur l'idée que chaque groupe sanguin (A, B, AB et O) a un régime alimentaire unique, pouvant conduire à une amélioration de la santé et du bien-être. Il avance que la nutrition sanguine reflète les habitudes alimentaires de nos ancêtres et que certains aliments sont soit bénéfiques, soit nuisibles en fonction de notre groupe sanguin.

Selon D'Adamo, chaque groupe sanguin réagirait différemment aux aliments en raison de certaines substances chimiques présentes dans ces aliments, et suivre un régime adapté au groupe sanguin favoriserait la digestion, l'absorption des nutriments et la prévention de diverses affections.

Bien que cette théorie ait gagné en popularité, elle a également fait l'objet de critiques et de débats au sein de la communauté scientifique. Certains soulignent le manque de preuves scientifiques solides pour étayer les revendications spécifiques du régime alimentaire du groupe sanguin, tandis que d'autres reconnaissent l'importance de la personnalisation des régimes alimentaires en fonction des préférences individuelles et des besoins nutritionnels, indépendamment du groupe sanguin.

Groupe Sanguin et Recommandations Alimentaires

Les recommandations alimentaires de D'Adamo pour chaque groupe sanguin peuvent être résumées comme suit :

1. **Type O :** Selon sa théorie, les personnes de groupe sanguin O ont un système digestif qui prospère avec une consommation élevée de protéines et faible en glucides. Il recommande la consommation de viandes maigres, de poissons et de légumes tout en évitant les céréales et les produits laitiers.

2. **Type A :** D'Adamo recommande un régime principalement végétarien pour les individus de groupe sanguin A. Il suggère de se concentrer sur des aliments à base de plantes tels que les fruits, les légumes, les céréales et les légumineuses, tout

en évitant la viande et les produits laitiers.

3. **Type B :** Selon D'Adamo, les personnes de groupe sanguin B ont un système digestif plus flexible et peuvent tolérer une gamme plus large d'aliments. Il suggère un régime équilibré avec divers aliments, y compris de la viande, des produits laitiers, des céréales et des légumes.

4. **Type AB :** D'Adamo propose que les individus de groupe sanguin AB suivent un régime qui combine les recommandations des types A et B. Il suggère un régime principalement végétarien mais avec un peu de viande maigre et de produits laitiers.

Comprendre les Fondements des Recommandations Alimentaires

Les recommandations alimentaires de D'Adamo sont basées sur l'idée que chaque groupe sanguin a évolué avec des habitudes alimentaires spécifiques, et suivre un régime adapté favoriserait la digestion, l'absorption des nutriments et la prévention de maladies. Cependant, il est crucial de noter que ces recommandations ne font pas l'unanimité au sein de la communauté scientifique, et certaines critiques soulignent le manque de preuves solides pour étayer ces affirmations spécifiques. Les préférences alimentaires individuelles, les besoins nutritionnels et d'autres facteurs doivent également être pris en compte dans le choix d'un régime alimentaire adapté.

La Recherche derrière le Régime Alimentaire du Groupe Sanguin

La théorie du Dr. Peter D'Adamo repose principalement sur ses observations et expériences en tant que médecin naturopathe. Il prétend avoir amélioré la santé de ses patients en adaptant leur régime alimentaire à leur groupe sanguin. Cependant, il est essentiel de noter que le régime alimentaire du groupe sanguin a été accueilli avec scepticisme par la communauté scientifique, principalement pour les raisons suivantes :

Manque de Preuves Scientifiques

Les critiques soutiennent qu'il manque des preuves scientifiques robustes pour étayer le régime alimentaire du groupe sanguin. De nombreuses études visant à évaluer son efficacité ont donné des résultats inconclusifs ou contradictoires. Aucune recherche rigoureuse et évaluée par des pairs n'a validé les principes du régime.

Approche Simpliste

La théorie du régime alimentaire du groupe sanguin simplifie à l'excès les interactions complexes entre la génétique, l'alimentation et la santé. De nombreux gènes influent sur la génétique humaine, et les résultats de santé sont affectés par divers facteurs, tels que le mode de vie, l'environnement et la variabilité individuelle.

Argument de l'Alimentation Ancestrale

La théorie de D'Adamo repose souvent sur l'idée que le groupe sanguin d'un individu reflète les habitudes alimentaires de ses ancêtres. Cependant, cet argument néglige le fait que les régimes alimentaires humains ont évolué de manière significative au fil du temps, et les régimes ancestraux ne représentent parfois pas ce qui est le plus sain pour les humains modernes.

Considérations pour une Approche Éclairée

Bien que les résultats individuels puissent être observés, le manque de consensus scientifique remet en question la validité générale du régime alimentaire du groupe sanguin. Il est crucial de reconnaître que les choix alimentaires idéaux peuvent varier en fonction de nombreux facteurs, et une approche plus holistique intégrant la génétique, le mode de vie et les besoins individuels peut être plus bénéfique pour la santé globale.

Comment le Groupe Sanguin Affecte la Digestion et le Métabolisme

La notion que le groupe sanguin peut influencer la digestion et le métabolisme est un principe central de la théorie du régime alimentaire du groupe sanguin proposée par le Dr. Peter D'Adamo. Selon cette théorie, le groupe sanguin d'un individu (A, B, AB ou O) devrait guider leurs choix alimentaires pour optimiser la digestion et le métabolisme. Cependant, il est important de noter que cette théorie reste controversée et que les preuves scientifiques étayant ses affirmations sont limitées. Néanmoins, explorons les connexions proposées entre le groupe sanguin et ces processus physiologiques.

Théorie du Groupe Sanguin et Alimentation

Selon D'Adamo, chaque groupe sanguin réagirait différemment aux aliments en raison de certaines substances chimiques présentes dans ces aliments. Par conséquent, il préconise des régimes spécifiques pour chaque groupe sanguin, affirmant que ces régimes favoriseraient la digestion, l'absorption des nutriments et la prévention de maladies.

Controverse et Limitations des Preuves Scientifiques

Cependant, la communauté scientifique remet en question cette théorie en raison d'un manque de preuves solides. Les études visant à valider ces liens entre le groupe sanguin, la digestion et le métabolisme ont produit des résultats mitigés et parfois contradictoires. Les critiques soulignent qu'une approche aussi généralisée néglige la complexité des interactions entre la génétique, l'alimentation et la physiologie individuelle.

Connexions Proposées et Nécessité de Recherche Approfondie

Bien que la théorie suggère des liens entre le groupe sanguin, la digestion et le métabolisme, il est essentiel de souligner que ces connexions demeurent spéculatives et nécessitent une recherche plus approfondie. Les mécanismes exacts par lesquels le groupe sanguin pourrait influencer ces processus restent largement inexplorés, et des études plus approfondies sont nécessaires pour éclairer davantage ces relations potentielles. En l'état actuel, il est crucial d'adopter une approche fondée sur des preuves et de rester ouvert aux développements futurs de la recherche scientifique.

Régime Alimentaire du Groupe Sanguin et Digestion

La théorie du régime alimentaire du groupe sanguin de D'Adamo suggère que chaque groupe sanguin possède des caractéristiques digestives spécifiques et des tolérances pour certains aliments. Voici un décryptage de la manière dont le groupe sanguin peut influencer la digestion :

1. **Groupe Sanguin O :**
   - **Théorie :** Les individus de groupe sanguin O sont souvent décrits comme ayant un système digestif robuste optimisé pour un régime riche en protéines et pauvre en glucides.
   - **Recommandations Alimentaires :** D'Adamo recommande aux individus de groupe sanguin O de consommer des viandes maigres, du poisson et des légumes tout en évitant les céréales et les

produits laitiers.

- **Justification** : La théorie suggère que le régime ancestral des individus de groupe sanguin O, considéré comme le plus ancien, se composait principalement de protéines animales et de quelques céréales.

2. **Groupe Sanguin A :**

- **Théorie** : On pense que les individus de groupe sanguin A ont un système digestif plus sensible et sont moins adaptés à la consommation de viande et de produits laitiers.

- **Recommandations Alimentaires** : D'Adamo suggère un régime principalement à base de plantes pour les individus de groupe sanguin A, mettant l'accent sur les fruits, les légumes, les céréales et les légumineuses tout en évitant la viande et les produits laitiers.

- **Justification** : La théorie avance que les ancêtres des individus de groupe sanguin A ont adopté l'agriculture plus tôt, conduisant à un régime principalement axé sur les aliments d'origine végétale.

3. **Groupe Sanguin B :**

- **Théorie** : On croit que les individus de groupe sanguin B ont un système digestif flexible, leur permettant de tolérer divers aliments.

- **Recommandations Alimentaires** : D'Adamo recommande un régime équilibré pour les individus de groupe sanguin B, incluant viande, produits laitiers, céréales et légumes.

- **Justification** : La théorie suggère que les ancêtres des individus de groupe sanguin B avaient un régime diversifié, comprenant des aliments d'origine végétale et animale.

4. **Groupe Sanguin AB :**

- **Théorie** : Les individus de groupe sanguin AB sont considérés comme ayant un système digestif combinant les caractéristiques des groupes A et B.

- **Recommandations Alimentaires** : D'Adamo propose un régime principalement végétarien avec un peu de viande maigre et de produits laitiers pour les individus de groupe sanguin AB.

- **Justification** : La théorie suggère que les ancêtres des individus de groupe sanguin AB avaient accès à divers aliments, similaires aux groupes A et B.

Contexte et Perspectives Critiques

Bien que ces recommandations puissent être suivies, il est important de noter que la validité scientifique du régime alimentaire du groupe sanguin est contestée. Des preuves solides faisant le lien entre le groupe sanguin et les préférences alimentaires individuelles restent à établir, et d'autres facteurs tels que les préférences personnelles, la génétique et le mode de vie jouent un rôle crucial dans le choix d'un régime alimentaire sain.

Groupe Sanguin et Métabolisme

La théorie du régime alimentaire du groupe sanguin étend ses affirmations au métabolisme, suggérant que différents groupes sanguins ont des taux métaboliques et une utilisation des nutriments variables :

• **Type O** : On pense que les individus de groupe sanguin O ont un taux métabolique plus élevé, ce qui signifie qu'ils brûlent les calories de manière plus efficace. Cela est souvent utilisé pour justifier leur recommandation de régime riche en protéines et faible en glucides.

• **Type A** : Les individus de groupe sanguin A sont censés avoir un métabolisme plus efficace pour traiter les glucides, ce qui soutient leur régime à base de plantes.

• **Type B** : Les individus de groupe sanguin B sont supposés avoir un métabolisme équilibré capable de traiter une variété d'aliments conformément à leur régime équilibré recommandé.

• **Type AB** : Les individus de groupe sanguin AB sont considérés comme ayant un métabolisme combinant des caractéristiques des types A et B, permettant une flexibilité dans leurs choix alimentaires.

Critique Scientifique

Bien que la théorie du régime alimentaire du groupe sanguin présente une idée intrigante selon laquelle le groupe sanguin influence la digestion et le métabolisme, il est essentiel de noter que la communauté scientifique ne soutient généralement pas ces affirmations. Plusieurs points de contention critiques comprennent :

• **Manque de Preuves Scientifiques** : Les preuves scientifiques robustes soutenant les affirmations du régime alimentaire du groupe sanguin sont rares. De nombreuses études tentant de valider ces affirmations ont produit des résultats inconclusifs ou contradictoires.

• **Approche Simpliste** : La théorie simplifie excessivement les processus complexes de digestion et de métabolisme, influencés par de multiples facteurs, notamment la génétique, le mode de vie et les variations individuelles.

• **Argument de l'Alimentation Ancestrale** : Le débat sur le fait que les régimes traditionnels déterminent le régime optimal pour les humains modernes persiste parmi les experts. Les adaptations alimentaires évolutives sont complexes et influencées par de nombreux facteurs.

• **Variation Individuelle** : Chaque personne est unique, et ses besoins alimentaires et métaboliques peuvent ne pas correspondre aux recommandations générales basées uniquement sur le groupe sanguin.

Perspectives Critiques

Bien que la théorie du régime alimentaire du groupe sanguin propose des liens entre le groupe sanguin et le métabolisme, la prudence est de mise en raison du manque de preuves scientifiques solides. Les choix alimentaires et les besoins métaboliques varient considérablement d'une personne à l'autre, et une approche individualisée, prenant en compte plusieurs facteurs, est souvent préférable pour favoriser une santé optimale.

Rôle des Lectines dans le Régime Alimentaire du Groupe Sanguin O

Le Régime Alimentaire du Groupe Sanguin O, proposé par le Dr. Peter D'Adamo dans le cadre de sa théorie plus vaste sur les régimes selon le groupe sanguin, met l'accent sur le rôle des lectines dans la définition des recommandations alimentaires pour les individus de groupe sanguin O. Les lectines sont des protéines présentes dans de nombreux aliments, et la théorie de D'Adamo suggère que ces protéines peuvent interagir différemment avec chaque groupe sanguin, influençant la digestion, le métabolisme et la santé globale. Ici, nous explorons le rôle des lectines dans le Régime Alimentaire du Groupe Sanguin O.

Qu'est-ce que sont les Lectines?

Les lectines forment un groupe diversifié de protéines présentes dans divers aliments d'origine végétale, notamment les céréales, les légumineuses, les fruits et les légumes, ainsi que dans certains aliments d'origine animale. Ces protéines peuvent se lier à des glucides spécifiques à la surface des cellules, jouant un rôle dans la reconnaissance cellulaire, les réponses immunitaires et les fonctions biologiques.

Les lectines ne sont pas intrinsèquement nocives; de nombreux aliments riches en lectines font partie d'une alimentation saine. Cependant, la théorie de D'Adamo suggère que les lectines peuvent interagir différemment avec l'antigène du groupe sanguin O sur les globules rouges, entraînant potentiellement des réactions indésirables et des problèmes de santé.

Interactions des Lectines avec le Groupe Sanguin O

Selon la théorie, les lectines présentes dans certains aliments peuvent agir de manière spécifique en fonction du groupe sanguin, notamment le groupe O. D'Adamo suggère que les lectines peuvent provoquer des réactions indésirables lorsque des aliments contenant ces protéines entrent en contact avec les globules rouges du groupe sanguin O.

Il est important de noter que la communauté scientifique remet en question cette perspective, soulignant le manque de preuves solides pour étayer ces interactions spécifiques entre les lectines et les groupes sanguins. Les réponses individuelles aux lectines peuvent varier, et d'autres facteurs, tels que la diversité génétique et les caractéristiques individuelles de chaque personne, sont également à prendre en compte dans l'évaluation des impacts potentiels des lectines sur la santé.

Le Régime Alimentaire du Groupe Sanguin O et les Lectines

Selon la théorie de D'Adamo, les individus de groupe sanguin O pourraient avoir une sensibilité accrue à des lectines alimentaires spécifiques. Les recommandations du Régime Alimentaire du Groupe Sanguin O visent à réduire les réactions induites par les lectines et à favoriser une meilleure santé.

Considérations sur les Lectines pour le Groupe Sanguin O :

1. **Lectines de Blé :** D'Adamo suggère que les lectines de blé pourraient poser problème pour les individus de groupe sanguin O. En conséquence, il recommande de limiter ou d'éviter les produits à base de blé, tels que le pain, les pâtes et les céréales.

2. **Lectines des Légumineuses :** Certaines légumineuses, dont les lentilles, les haricots rouges et les haricots blancs, sont considérées comme riches en lectines. Le Régime Alimentaire du Groupe Sanguin O conseille de réduire la consommation de légumineuses pour minimiser les problèmes digestifs potentiels liés aux lectines.

3. **Autres Lectines Alimentaires :** Le régime recommande également d'éviter ou de réduire la consommation d'autres aliments riches en lectines, tels que le maïs, le chou, les choux de Bruxelles et certains légumes de la famille des solanacées (par exemple, les tomates, les poivrons et les aubergines).

Lectines et Consommation de Viande :

La théorie de D'Adamo suggère que les individus de groupe sanguin O pourraient avoir un métabolisme plus efficace pour traiter les protéines animales. Par conséquent, le régime encourage la consommation de viandes maigres et de poissons comme principales sources de protéines, ces aliments étant censés être bien tolérés par les individus de groupe sanguin O.

Accent sur les Fruits et les Légumes :

Bien que certains aliments riches en lectines soient déconseillés, le Régime Alimentaire du Groupe Sanguin O met l'accent sur la consommation de fruits et de légumes considérés comme compatibles avec les lectines. Cela inclut les feuilles vertes, le brocoli et certains fruits rouges, considérés comme bénéfiques pour les individus de groupe sanguin O.

Critique Scientifique

L'accent du Régime Alimentaire du Groupe Sanguin O sur les lectines et leurs effets potentiels sur les individus de groupe sanguin O est un aspect central de la théorie alimentaire. Cependant, il est essentiel de considérer que cette théorie reste très controversée au sein de la communauté scientifique, et les preuves scientifiques étayant les affirmations sur les interactions des lectines avec des groupes sanguins spécifiques sont limitées.

• **Manque de Preuves Scientifiques** : Des preuves scientifiques robustes pour soutenir l'idée que les lectines interagissent différemment avec les groupes sanguins et entraînent des effets spécifiques sur la santé doivent être améliorées. De nombreuses études tentant de valider ces affirmations n'ont pas encore fourni de résultats concluants.

• **Variation Individuelle** : Les réponses alimentaires et les tolérances varient largement entre les individus, et la sensibilité aux lectines, si elle existe, ne peut pas être uniquement déterminée par le groupe sanguin.

• **Approche Simpliste** : La théorie simplifie excessivement les interactions complexes entre les lectines, la génétique et les résultats de santé. Plusieurs facteurs, notamment la génétique, le mode de vie et les habitudes alimentaires globales, influent sur la santé.

Lien entre le Groupe Sanguin et la Susceptibilité aux Maladies

La recherche a exploré les liens potentiels entre le groupe sanguin et la susceptibilité aux maladies, suggérant que certains groupes sanguins peuvent être associés à un risque plus élevé ou plus faible de certaines conditions de santé. Bien que ces associations ne soient pas absolues et doivent être considérées dans le contexte d'autres facteurs de risque, elles offrent des perspectives sur l'interaction complexe entre la génétique, l'immunologie et la susceptibilité aux maladies.

Association entre le Groupe Sanguin et les Maladies

1. **Maladies Cardiovasculaires :**

• **Groupe Sanguin A** : Certaines études suggèrent que les individus de groupe sanguin A pourraient présenter un risque légèrement plus élevé de développer une maladie coronarienne et de subir des événements cardiovasculaires tels que des crises cardiaques et des accidents vasculaires cérébraux. Cette association n'est pas entièrement comprise, mais pourrait impliquer des mécanismes liés à l'inflammation et à la coagulation.

• **Groupe Sanguin AB** : Le groupe sanguin AB a également été associé à un risque légèrement accru de maladies cardiovasculaires par rapport aux autres groupes sanguins. Cela pourrait être dû à une combinaison de facteurs liés aux antigènes A et B.

• **Groupe Sanguin O** : Les individus de groupe sanguin O ont tendance à présenter un risque moindre de maladies cardiovasculaires par rapport aux types A et AB. Ce risque réduit a été attribué à des profils lipidiques potentiellement plus favorables et à des tendances de coagulation réduites.

2. **Troubles de la Coagulation :**

• **Groupe Sanguin O** : Les individus de groupe sanguin O pourraient avoir un risque plus faible de thromboembolie veineuse, une condition caractérisée par la formation de caillots sanguins dans les veines. Cela est supposé être lié à des niveaux plus bas de facteurs de coagulation dans le sang de type O.

3. **Ulcères Gastriques :**

• **Groupe Sanguin O** : Certaines recherches suggèrent que les individus de groupe sanguin O pourraient être plus susceptibles aux ulcères gastriques, en particulier ceux causés par l'infection à Helicobacter pylori. Les raisons derrière cette association doivent encore être pleinement comprises.

4. **Cancer :**

• **Groupe Sanguin A** : Certaines preuves suggèrent que le groupe sanguin A pourrait être associé à un risque légèrement accru de certains cancers, notamment le cancer gastrique. Cependant, le risque de cancer est influencé par divers facteurs, et le groupe sanguin seul n'est pas un prédicteur fort.

5. **Maladies Infectieuses :**

· **Groupe Sanguin et Maladies Infectieuses :** Certaines études ont exploré des associations potentielles entre le groupe sanguin et la susceptibilité aux maladies infectieuses, y compris la COVID-19. Bien que des résultats préliminaires suggèrent une exposition variable en fonction du groupe sanguin, des recherches supplémentaires sont nécessaires pour établir des liens définitifs.

Mécanismes Sous-jacents

Les mécanismes sous-jacents aux associations entre le groupe sanguin et la susceptibilité aux maladies sont complexes et doivent être pleinement compris. Ils peuvent impliquer des facteurs tels que :

· **Coagulation Sanguine :** Les différences dans les facteurs de coagulation et la réactivité des plaquettes entre les groupes sanguins peuvent influencer le risque de maladies cardiovasculaires et thrombotiques.

· **Inflammation :** Les antigènes du groupe sanguin pourraient avoir un impact sur les réponses immunitaires et l'inflammation, des éléments cruciaux dans diverses maladies.

· **Microbiote :** Les antigènes du groupe sanguin sont exprimés sur les globules rouges et à la surface des cellules du tractus gastro-intestinal. Cela peut influencer les interactions avec le microbiote intestinal, affectant potentiellement la susceptibilité à certaines maladies.

· **Génétique :** Le groupe sanguin est génétiquement déterminé et hérité. Les gènes qui contrôlent le groupe sanguin peuvent également jouer un rôle dans la susceptibilité aux maladies.

Le Régime du Groupe Sanguin O

Le régime du groupe sanguin O, proposé par le Dr Peter D'Adamo dans le cadre de sa théorie plus vaste sur les régimes liés aux groupes sanguins, est un plan alimentaire suggérant que le groupe sanguin d'un individu (O) devrait orienter ses choix alimentaires pour optimiser sa santé et son bien-être. Ce régime est conçu pour répondre à des caractéristiques spécifiques et des sensibilités potentielles associées au groupe sanguin O. Voici un aperçu des principes fondamentaux et des recommandations du régime du groupe sanguin O :

Caractéristiques du Groupe Sanguin O

Selon la théorie de D'Adamo, les individus de groupe sanguin O sont censés posséder des traits génétiques spécifiques et des origines ancestrales qui influent sur leurs besoins alimentaires et leurs tolérances. Les caractéristiques clés associées au groupe sanguin O comprennent :

1. **Système Digestif Robuste** : On suppose que les individus de groupe sanguin O ont un système digestif robuste et efficace, bien adapté au traitement des protéines animales.

2. **Taux Métabolique Élevé** : Il est suggéré que les individus de groupe sanguin O ont un taux métabolique plus élevé, ce qui leur permet de brûler les calories et les graisses de manière plus efficace.

3. **Prospère avec les Protéines** : Le régime met l'accent sur le fait que les individus de groupe sanguin O prospèrent avec des régimes riches en protéines et peuvent connaître une meilleure

énergie et une meilleure gestion du poids lorsqu'ils consomment des aliments riches en protéines.

Principales Recommandations Alimentaires

Le Régime du Groupe Sanguin O émet des recommandations alimentaires spécifiques basées sur les caractéristiques associées au groupe sanguin O. Ces recommandations se concentrent sur les types d'aliments à privilégier et ceux à éviter ou à limiter :

Aliments à Privilégier :

1. **Viandes Maigres :** Le régime encourage la consommation de viandes maigres telles que le bœuf, l'agneau et la volaille. Ces viandes sont considérées comme des sources de protéines bien tolérées et bénéfiques pour les individus de groupe sanguin O.

2. **Poisson :** Les poissons gras, en particulier ceux riches en acides gras oméga-3 comme le saumon et le maquereau, sont recommandés pour leurs avantages potentiels pour la santé.

3. **Fruits et Légumes :** De nombreux fruits et légumes sont considérés comme bénéfiques pour les individus de groupe sanguin O, en particulier ceux ayant des propriétés antioxydantes tels que les baies, les épinards et le chou frisé.

4. **Fruits à Coque et Graines :** Certains fruits à coque et graines, comme les noix et les graines de lin, sont recommandés en tant que sources saines de matières grasses et de nutriments.

5. **Haricots et Légumineuses :** Bien que certaines légumineuses soient limitées, certaines variétés

comme les haricots adzuki et les pois chiches sont considérées comme acceptables en modération.

Aliments à Éviter ou à Limiter :

1. **Produits à Base de Blé :** Le régime déconseille la consommation de produits à base de blé tels que le pain, les pâtes et les céréales, car ils sont considérés comme moins compatibles avec le groupe sanguin O.

2. **Produits Laitiers :** Les produits laitiers, en particulier le lait et le fromage, sont découragés pour les individus de groupe sanguin O en raison de la suggestion de problèmes digestifs potentiels.

3. **Certains Grains :** Certains grains tels que le maïs et le sarrasin sont recommandés à limiter, car ils sont considérés comme moins compatibles avec le groupe sanguin O.

4. **Légumineuses :** Bien que certaines légumineuses soient autorisées avec modération, d'autres, comme les haricots rouges et les lentilles, sont découragées en raison de leur teneur en lectines.

5. **Aliments Transformés et Junk Food :** Les aliments hautement transformés et la malbouffe doivent être évités, car ils sont généralement déconseillés dans la plupart des régimes sains.

Le Régime du Groupe Sanguin O : Bénéfices Potentiels et Précautions

Le Régime du Groupe Sanguin O est conçu pour répondre aux caractéristiques uniques associées au groupe sanguin O. Bien que les preuves scientifiques soutenant les revendications spécifiques de ce régime soient limitées et controversées, certaines personnes qui le suivent peuvent signaler certains avantages. Il est essentiel d'aborder ces bénéfices perçus de manière critique et de tenir compte des variations individuelles. Voici quelques avantages potentiels suggérés par les partisans du Régime du Groupe Sanguin O :

1. **Gestion du Poids**
   - **Accent sur les Protéines Maigres :** Le régime encourage la consommation de viandes maigres et de poissons riches en protéines. Les régimes riches en protéines sont associés à une satiété améliorée, à une réduction de l'apport calorique global et à une aide à la gestion du poids.
   - **Stimulation Métabolique :** Le régime suggère que les individus de groupe sanguin O ont un taux métabolique plus élevé. Cela pourrait contribuer à une combustion plus efficace des calories et soutenir les efforts de perte de poids.

2. **Niveaux d'Énergie Améliorés**
   - **Aliments Riches en Protéines :** L'accent mis sur les aliments riches en protéines, tels que la viande et le poisson, peut fournir une source d'énergie soutenue tout au long de la journée.

3. **Meilleure Santé Digestive**
   - **Évitement des Aliments Potentiellement Problématiques :** Le régime recommande d'éviter ou de limiter certains aliments tels que le blé et les produits laitiers, moins bien tolérés par certains individus. Cet évitement

pourrait améliorer le confort digestif pour ceux ayant des sensibilités ou intolérances alimentaires spécifiques.

4. **Santé Cardiovasculaire**

   - **Réduction de l'Apport en Graisses Saturées :** En encourageant les viandes maigres et le poisson plutôt que des coupes grasses de viande, le régime peut réduire l'apport en graisses saturées, associé à une amélioration de la santé cardiovasculaire.

   - **Promotion de Certains Légumes :** Le régime met également l'accent sur des légumes tels que le chou frisé et les épinards, riches en antioxydants, favorisant la santé cardiaque.

5. **Avantages Potentiels sur la Coagulation Sanguine**

   - **Risque Réduit de Caillots Sanguins :** Certaines études suggèrent que les individus de groupe sanguin O pourraient avoir un risque plus faible de thromboembolie veineuse (caillots sanguins dans les veines). Cela serait lié à des niveaux plus bas de certains facteurs de coagulation dans le sang de type O.

6. **Approche Personnalisée**

   - **Régime Individualisé :** Le Régime du Groupe Sanguin O adopte une approche personnalisée en adaptant les recommandations alimentaires au groupe sanguin de l'individu. Certaines personnes trouvent cette orientation personnalisée attrayante et estiment qu'elle les aide à faire des choix alimentaires plus sains.

7. **Sensibilisation Alimentaire Améliorée**

   - **Prise de Conscience Accrue** : Suivre un régime spécifique comme celui du Groupe Sanguin O peut accroître la conscience des choix alimentaires et des ingrédients. Cette conscience peut encourager les individus à faire des choix alimentaires plus sains en général.

Précautions et Considérations

Bien que certaines personnes puissent constater des avantages en suivant le Régime du Groupe Sanguin O, il est crucial d'aborder ces affirmations avec prudence et de prendre en compte les éléments suivants :

- **Preuves Scientifiques Limitées** : Les preuves scientifiques étayant les affirmations du régime doivent être plus nombreuses et sont controversées. De nombreux professionnels de la santé remettent en question la validité de ces affirmations.

- **Variation Individuelle** : Les personnes sont uniques, et leurs réponses aux régimes peuvent varier considérablement. Ce qui fonctionne bien pour une personne peut fonctionner différemment pour une autre, même si elles partagent le même groupe sanguin.

- **Complexité de la Santé** : La santé et le bien-être sont influencés par de multiples facteurs

CHAPITRE TROIS

Listes d'aliments pour le Groupe
Sanguin O
Aliments recommandés pour les
individus de groupe sanguin O

Le Régime du Groupe Sanguin O suggère des recommandations alimentaires spécifiques basées sur le groupe sanguin individuel (O). Bien que les preuves scientifiques étayant ces recommandations soient limitées, les partisans de cette théorie alimentaire prétendent que suivre ces lignes directrices peut contribuer à optimiser la santé et le bien-être des individus du groupe sanguin O. Voici les aliments recommandés pour les individus du groupe sanguin O :

Protéines Maigres

Les individus de groupe sanguin O sont souvent encouragés à inclure des sources de protéines maigres. Ces sources de protéines sont considérées comme bien tolérées et bénéfiques pour ce groupe sanguin :

- **Viandes Maigres :** On recommande des coupes maigres de bœuf, d'agneau et de volaille. Ces viandes sont considérées comme facilement digestibles et fournissent des acides aminés essentiels.

- **Poisson** : Les poissons gras tels que le saumon, le maquereau et la truite sont promus pour leurs acides gras oméga-3, censés soutenir la santé cardiaque.

Fruits et Légumes

De nombreux fruits et légumes sont considérés comme bénéfiques pour les individus du groupe sanguin O, en particulier ceux ayant des propriétés antioxydantes et des bienfaits nutritionnels :

- **Légumes à Feuilles Vert Foncé** : Les légumes à feuilles vert foncé tels que le chou frisé, les épinards et la bette à carde sont encouragés pour leur teneur élevée en nutriments.

- **Baies** : En raison de leurs profils riches en antioxydants, des baies telles que les myrtilles, les mûres et les fraises sont souvent recommandées.

- **Brocoli** : Le brocoli, légume crucifère, est considéré comme favorable aux individus du groupe sanguin O.

Noix et Graines

Certaines noix et graines sont incluses dans le Régime du Groupe Sanguin O en raison de leur teneur en graisses saines et de leurs avantages potentiels pour la santé :

- **Noix** : Les noix sont souvent recommandées pour leurs acides gras oméga-3 et leurs propriétés antioxydantes.

- **Graines de Lin** : Les graines de lin sont promues comme source de graisses saines et de fibres.

Haricots et Légumineuses

Bien que certaines légumineuses soient limitées ou évitées

dans ce régime en raison de leur teneur en lectines, certaines variétés peuvent être acceptables pour les individus du groupe sanguin O :

- **Haricots Adzuki :** Les haricots adzuki sont un bon choix pour ce groupe sanguin.
- **Pois à Œil Noir :** Les pois à œil noir sont une autre légumineuse souvent promue pour les individus du groupe sanguin O.

Considérations Supplémentaires

Le Régime du Groupe Sanguin O met également l'accent sur certains aliments et boissons qui peuvent être bénéfiques :

- **Varech :** Le varech et d'autres légumes de mer sont encouragés pour leur teneur potentielle en minéraux.
- **Sel Iodé :** Le sel iodé est suggéré comme source d'iode, vital pour la santé de la thyroïde.
- **Thé Vert :** Le thé vert est promu pour ses potentiels bienfaits antioxydants et métaboliques.

Aliments à Éviter ou Limiter

Les individus du groupe sanguin O sont invités à éviter ou limiter certains aliments qui sont considérés comme moins compatibles avec leur groupe sanguin. Cela peut inclure :

- **Blé et Produits à Base de Blé :** Les aliments à base de blé tels que le pain, les pâtes et les céréales sont souvent déconseillés.
- **Produits Laitiers :** Les produits laitiers doivent être limités ou évités, en particulier le lait et le fromage.
- **Certains Grains :** Certains grains comme le maïs et le sarrasin peuvent être suggérés d'être évités.

- **Aliments Hautement Transformés :** Les aliments hautement transformés et les aliments de qualité médiocre devraient être évités, car ils sont généralement déconseillés dans la plupart des régimes sains.

- **Exemples de Plans Alimentaires pour le Groupe Sanguin O**

- Créer un plan alimentaire pour les individus du groupe sanguin O suivant le Régime du Groupe Sanguin O peut fournir un point de départ pour intégrer les aliments recommandés dans leurs repas quotidiens. Il est essentiel de noter que les préférences alimentaires individuelles, les allergies et les besoins nutritionnels peuvent varier, ces plans alimentaires peuvent donc servir de lignes directrices générales. Voici des exemples de plans alimentaires pour le petit déjeuner, le déjeuner et le dîner :

Jour 1

Petit Déjeuner :
- Omelette aux épinards et aux tomates en dés
- Une portion de baies mélangées (myrtilles, fraises, mûres)

- *Déjeuner :*
  - Salade de blanc de poulet grillé avec des légumes verts variés, du brocoli et une vinaigrette
  - Une poignée de noix

- *Dîner :*
  - Filet de saumon cuit au four avec du citron et des herbes
  - Asperges cuites à la vapeur
  - Quinoa cuit avec du chou frisé sauté et de l'ail

- *Collation :*
  - Concombres coupés avec du houmous

Jour 2

Petit Déjeuner :

- Yogourt grec avec des bananes tranchées et un filet de miel
- Une petite portion de baies mélangées

- *Déjeuner :*
  - Sandwich à la dinde et à l'avocat enveloppé dans des feuilles de laitue
  - Accompagné de choux de Bruxelles rôtis
- *Dîner :*
  - Sautée de bœuf maigre avec du brocoli, des poivrons et des pois mange-tout dans une sauce soja au gingembre
  - Riz complet ou riz de chou-fleur
- *Collation :*
  - Une petite portion de fruits secs mélangés

Jour 3

Petit Déjeuner :

- Omelette aux poivrons, oignons et champignons
- Une portion de kiwi en tranches

- *Déjeuner :*
  - Salade de thon avec des feuilles de salade, des tomates cerises, des olives et une vinaigrette à l'huile d'olive
  - Amandes tranchées
- *Dîner :*
  - Brochettes de crevettes grillées avec un accompagnement d'épinards sautés à l'ail
  - Quinoa ou patate douce

- Collation :
  - Bâtonnets de céleri avec du beurre d'amande

Jour 4

Petit Déjeuner :

- Smoothie aux épinards, banane et lait d'amande
- Une poignée de myrtilles fraîches

- *Déjeuner :*
  - Soupe de lentilles avec une salade de légumes verts, concombres et vinaigrette balsamique
  - Une petite portion de craquelins aux graines de lin

- *Dîner :*
  - Cuisses de poulet cuites au four avec du romarin et du citron
  - Courgettes et carottes rôties
  - Purée de chou-fleur

- *Collation :*
  - Une tablette de chocolat noir (70% de cacao ou plus)

Jour 5

Petit Déjeuner :

- Fromage cottage avec des morceaux d'ananas et une pincée de graines de lin

- *Déjeuner :*
  - Salade de saumon grillé avec des légumes verts, des tomates cerises et de l'avocat
  - Une poignée de noix de cajou

- *Dîner :*
  - Brochettes de bœuf et de légumes avec un accompagnement de chou frisé sauté
  - Quinoa ou riz sauvage

- *Collation :*
  - Pommes en tranches avec du beurre d'amande

CHAPITRE QUATRE

*Directives pour la Cuisson
et Recettes*

Protéines Maigres :
Recette : Poulet Grillé avec Quinoa aux Herbes
Ingrédients :
Pour le Poulet Grillé :

• 4 poitrines de poulet désossées et sans peau

• 2 cuillères à soupe d'huile d'olive

• 2 gousses d'ail, hachées

• 1 cuillère à café d'origan séché

• 1 cuillère à café de thym séché

• Sel et poivre noir, selon le goût

• Quartiers de citron pour la garniture (facultatif) *Pour le Quinoa aux*

Herbes :

• 1 tasse de quinoa, rincé et égoutté

• 2 tasses de bouillon de poulet ou de légumes à faible teneur en sodium

• 2 cuillères à soupe de persil frais, haché

• 1 cuillère à soupe de basilic frais, haché

• 1 cuillère à soupe de ciboulette fraîche, hachée

• 1 cuillère à soupe de jus de citron frais

• Sel et poivre noir, selon le goût

Instructions :

Poulet Grillé :

1. Dans un bol, mélangez l'huile d'olive, l'ail haché, l'origan séché, le thym séché, le sel et le poivre noir pour créer une marinade.

2. Placez les poitrines de poulet dans un sac en plastique refermable ou un plat peu profond. Versez la marinade sur le poulet, en vous assurant qu'il soit bien enrobé. Fermez le sac ou couvrez le plat et mettez au réfrigérateur pendant au moins 30 minutes, ou idéalement, marinez pendant quelques heures pour permettre aux saveurs de se mêler.

3. Préchauffez votre grill à feu moyen-élevé. Nettoyez et huilez les grilles du grill pour éviter que le poulet ne colle.

4. Retirez le poulet de la marinade et placez-le sur le grill chaud. Grillez chaque côté pendant environ 6 à 8 minutes ou jusqu'à ce que la température interne atteigne 74 °C et que des marques de grill apparaissent sur le poulet. Les temps de cuisson peuvent varier en fonction de l'épaisseur des poitrines de poulet.

5. Une fois cuit, retirez le poulet du grill et laissez-le reposer pendant quelques minutes. Arrosez le poulet grillé de jus de citron frais si vous le souhaitez.

   Quinoa aux Herbes :

6. Dans une casserole moyenne, mélangez le quinoa

rincé et le bouillon de poulet ou de légumes. Portez à ébullition à feu vif.

7. Réduisez le feu, couvrez et laissez mijoter pendant environ 15 minutes ou jusqu'à ce que le liquide soit absorbé et que le quinoa soit tendre. Retirez du feu.

8. Aérez le quinoa cuit avec une fourchette et laissez-le refroidir légèrement.

9. Dans un grand bol, mélangez le quinoa cuit, le persil haché, le basilic, la ciboulette et le jus de citron frais. Bien mélanger.

10. Assaisonnez le quinoa aux herbes avec du sel et du poivre noir selon votre goût. Ajustez l'assaisonnement si nécessaire.

Informations Nutritionnelles (Par Portion) :

· Poulet Grillé :

o Calories : 220

o Protéines : 38 g

o Glucides : 1 g

o Lipides : 6 g

o Fibres : 0,2 g

o Sucres : 0,1 g

Quinoa aux Herbes :

o Calories : 220

o Protéines : 6 g

o Glucides : 38 g

o Lipides : 4 g

o Fibres : 3 g

o Sucres : 0,5 g

Remarque : Les informations nutritionnelles sont approximatives et peuvent varier en fonction des ingrédients spécifiques et des tailles de portion. Cette recette de Poulet Grillé avec Quinoa aux Herbes est riche en protéines maigres et en quinoa, offrant un repas équilibré et nutritif adapté aux personnes suivant le Régime du Groupe Sanguin O. Bon appétit !

Recette : Saumon Poêlé avec Sauce Citron-Aneth

Ingrédients :

Pour le Saumon :

• 4 filets de saumon, avec ou sans peau (6-8 onces chacun)

• 2 cuillères à soupe d'huile d'olive

• 1 cuillère à café d'aneth séché

• Sel et poivre noir, selon le goût

• Quartiers de citron pour la garniture (facultatif)

Pour la Sauce Citron-Aneth :

• 1/2 tasse de yaourt grec nature (ou yaourt sans produits laitiers pour une option sans produits laitiers)

• 2 cuillères à soupe de jus de citron frais

• 1 cuillère à soupe d'aneth frais, haché

• 1 gousse d'ail, hachée

• Sel et poivre noir, selon le goût

Instructions :
Saumon Poêlé :

1. Séchez les filets de saumon avec une serviette en papier pour éliminer l'excès d'humidité. Cela aide à obtenir une croûte croustillante.

2. Dans un petit bol, mélangez l'aneth séché, le sel et le poivre noir.

3. Saupoudrez le mélange d'aneth uniformément sur les deux côtés des filets de saumon, en appuyant légèrement pour faire adhérer aux chairs.

4. Chauffez l'huile d'olive dans une grande poêle à feu moyen-élevé jusqu'à ce qu'elle soit chaude sans fumer.

5. Placez délicatement les filets de saumon, côté peau s'ils en ont, dans la poêle chaude. Faites attention à ne pas surcharger la poêle ; cuisinez par lots si nécessaire.

6. Cuisez le saumon pendant environ 4 à 5 minutes d'un côté jusqu'à ce qu'il développe une croûte dorée. Retournez les filets avec une spatule et cuisez-les encore 3 à 4 minutes, ou jusqu'à ce que le saumon soit cuit selon votre niveau de cuisson préféré. La température interne devrait atteindre 63°C.

7. Une fois terminé, retirez le saumon de la poêle et mettez-le de côté.

Sauce Citron-Aneth :

1. Dans un petit bol, mélangez le yaourt grec, le jus de citron frais, l'aneth haché, l'ail haché, le sel et le poivre noir. Mélangez bien jusqu'à ce que tous les ingrédients soient bien incorporés.

2. Goûtez la sauce et ajustez l'assaisonnement si nécessaire, en ajoutant plus de sel, de poivre ou de jus de citron selon vos préférences.

Service :

1. Placez les filets de saumon cuits sur des assiettes

de service.

2. Arrosez les filets de la Sauce Citron-Aneth ou servez-la à côté.

3. Garnissez de quartiers de citron frais si désiré.

Informations Nutritionnelles (Par Portion) :

· Saumon Poêlé (filet de 170 g) :

o Calories : 367

o Protéines : 34 g

o Glucides : 0 g

o Lipides : 25 g

o Fibres : 0 g

o Sucres : 0 g

Sauce Citron-Aneth (2 cuillères à soupe) :

o Calories : 20

o Protéines : 2 g

o Glucides : 2 g

o Lipides : 0 g

o Fibres : 0 g

o Sucres : 1 g

Note : Les informations nutritionnelles sont approximatives et peuvent varier en fonction des ingrédients spécifiques et des tailles de portion. Cette recette de Saumon Poêlé avec Sauce Citron-Aneth est riche en protéines maigres et offre un repas équilibré adapté aux personnes suivant le Régime du Groupe Sanguin O. Bon appétit !

Recette : Sauté de Bœuf et Brocoli

Ingrédients :

Pour la Marinade de Bœuf :

- 450 g de bœuf maigre (bavette ou rumsteck), coupé en fines lanières
- 2 cuillères à soupe de sauce soja à faible teneur en sodium (ou tamari pour une option sans gluten)
- 1 cuillère à soupe de vinaigre de riz
- 1 cuillère à café de miel ou sirop d'agave
- 1 gousse d'ail, hachée
- 1 cuillère à café de gingembre, haché
- 1 cuillère à café de poudre d'arrow-root ou de maïzena (pour épaissir)

Pour la Sauce du Sauté :

- 60 ml de sauce soja à faible teneur en sodium (ou tamari)
- 2 cuillères à soupe de sauce d'huître (utilisez une alternative sans gluten si nécessaire)
- 1 cuillère à soupe de miel ou sirop d'agave
- 120 ml de bouillon de bœuf ou de légumes
- 1 cuillère à soupe de poudre d'arrow-root ou de maïzena (pour épaissir)
- 2 cuillères à soupe d'huile végétale (par exemple, huile d'olive ou huile de sésame)

Pour le Sauté :

- 4 tasses de fleurets de brocoli
- 1 poivron rouge, coupé en fines lamelles
- 2 gousses d'ail, hachées
- 1 cuillère à café de gingembre, haché
- Graines de sésame pour la garniture (facultatif)
- Riz brun cuit ou quinoa pour servir

Instructions :
Marinade de Bœuf :

1. Dans un bol, mélangez la sauce soja, le vinaigre de riz, le miel ou le sirop d'agave, l'ail haché, le gingembre haché et la poudre d'arrow-root ou de maïzena. Remuez jusqu'à ce que le mélange soit bien homogène.

2. Ajoutez les lanières de bœuf à la marinade et mélangez pour bien les enrober. Laissez mariner le bœuf pendant au moins 15 minutes, ou réfrigérez pendant jusqu'à 1 heure pour plus de saveur.

Sauce du Sauté :

1. Dans un bol séparé, fouettez ensemble la sauce soja, la sauce d'huître, le miel ou le sirop d'agave, le bouillon de bœuf ou de légumes et la poudre d'arrow-root ou de maïzena jusqu'à obtention d'une texture lisse. Mettez cette sauce de côté.

Sauté :

1. Chauffez 1 cuillère à soupe d'huile végétale dans une grande poêle ou un wok à feu moyen-élevé.

2. Ajoutez le bœuf mariné à la poêle chaude. Faites sauter le bœuf pendant environ 2-3 minutes jusqu'à ce qu'il soit doré et cuit à votre niveau de cuisson préféré. Retirez le bœuf de la poêle et mettez-le de côté.

3. Dans la même poêle, ajoutez la cuillère à soupe restante d'huile végétale.

4. Ajoutez l'ail haché et le gingembre haché à la poêle. Faites sauter pendant environ 30 secondes jusqu'à ce que cela dégage un parfum agréable.

Ajoutez les fleurets de brocoli et les lamelles de poivron

rouge. Faites sauter pendant 3 à 4 minutes jusqu'à ce que les légumes soient tendres-croustillants.

5. Remettez le bœuf cuit dans la poêle et versez la sauce du sauté. Mélangez tout et laissez mijoter pendant 2-3 minutes jusqu'à ce que la sauce épaississe.

6. Goûtez le sauté et ajustez l'assaisonnement avec du sel ou de la sauce soja supplémentaire si nécessaire.

Service :

1. Servez le Sauté de Bœuf et Brocoli sur du riz brun cuit ou du quinoa.

2. Garnissez de graines de sésame pour plus de saveur et de présentation (facultatif).

Informations Nutritionnelles (Par Portion, hors riz ou quinoa) :

- Calories : 280
- Protéines : 28g
- Glucides : 14g
- Lipides : 13g
- Fibres : 3g
- Sucres : 6g

Note : Les informations nutritionnelles sont approximatives et peuvent varier en fonction des ingrédients spécifiques et des tailles de portion. Cette recette de Sauté de Bœuf et Brocoli offre un repas équilibré et délicieux, parfait pour ceux qui suivent le Régime du Groupe Sanguin O.

Recette : Burgers de Dinde Méditerranéens avec Salade Grecque

Ingrédients :

Pour les Burgers de Dinde Méditerranéens :

• 450 g de dinde hachée maigre

• 1/4 tasse d'oignon rouge finement haché

• 2 gousses d'ail, hachées

• 1/4 tasse de persil frais, haché

• 1 cuillère à café d'origan séché

• 1/2 cuillère à café de cumin moulu

• Sel et poivre noir, selon le goût

• 4 petits pains complets ou à grains entiers pour hamburgers

Pour la Salade Grecque :

• 2 tasses de tomates cerises, coupées en deux

• 1 concombre, coupé en dés

• 1/2 oignon rouge, coupé en fines tranches

• 1/2 tasse d'olives Kalamata dénoyautées et tranchées

• 1/2 tasse de fromage feta émietté (facultatif, à exclure pour une version sans produits laitiers)

• 2 cuillères à soupe d'huile d'olive extra-vierge

• 1 cuillère à soupe de jus de citron frais

• 1 cuillère à café d'origan séché

• Sel et poivre noir, selon le goût

• Feuilles de menthe fraîche pour la garniture (facultatif)

Instructions :

Burgers de Dinde Méditerranéens :

1. Dans un grand bol, mélangez la dinde hachée, l'oignon rouge haché, l'ail haché, le persil frais, l'origan séché, le cumin moulu, le sel et le poivre noir. Mélangez les ingrédients jusqu'à obtenir une préparation homogène.

2. Divisez le mélange de dinde en quatre portions égales et façonnez-les en galettes.

3. Préchauffez votre grill ou une poêle à griller sur la cuisinière à feu moyen-élevé. Brossez les grilles avec un peu d'huile d'olive pour éviter que les galettes n'attachent.

4. Placez les galettes de dinde sur le grill et faites-les cuire pendant environ 4-5 minutes de chaque côté ou jusqu'à ce qu'elles soient bien cuites et marquées par le grill. La température interne doit atteindre 74 °C.

5. Pendant la cuisson des burgers, faites légèrement griller les petits pains sur le grill pendant une minute ou jusqu'à ce qu'ils soient chauds et légèrement croustillants.

Salade Grecque :

1. Dans un grand saladier, mélangez les tomates cerises coupées en deux, le concombre coupé en dés, l'oignon rouge coupé en fines tranches, les olives Kalamata tranchées et le fromage feta émietté (si utilisé).

2. Dans un petit bol, fouettez l'huile d'olive extra-vierge, le jus de citron frais, l'origan séché, le sel et le poivre noir pour créer la vinaigrette de la salade.

3. Versez la vinaigrette sur les ingrédients de la salade et mélangez délicatement jusqu'à ce que tout soit bien enrobé.

Service :

1. Placez chaque Burger de Dinde Méditerranéen sur un petit pain grillé.

2. Servez les burgers accompagnés d'une généreuse

portion de Salade Grecque.

3. Garnissez de feuilles de menthe fraîche pour une explosion de saveurs et de couleurs (facultatif).

Informations Nutritionnelles (Par Portion, hors pain et feta facultative) :

• Calories : 250

• Protéines : 24g

• Glucides : 12g

• Lipides : 13g

• Fibres : 3g

• Sucres : 5g

Note : Les informations nutritionnelles sont approximatives et peuvent varier en fonction des ingrédients spécifiques et des tailles de portion. Cette recette de Burgers de Dinde Méditerranéens avec Salade Grecque offre un repas savoureux et équilibré, idéal pour ceux qui suivent le Régime du Groupe Sanguin O.

Recette : Truite au Four à l'Ail et aux Herbes

Ingrédients :

Pour la Truite au Four :

• 4 truites entières, nettoyées et éviscérées (environ 340 grammes chacune)

• 2 cuillères à soupe d'huile d'olive

• 4 gousses d'ail, hachées

• 1 citron, coupé en fines tranches

• 2 branches de romarin frais (ou 1 cuillère à café de romarin séché)

• 2 branches de thym frais (ou 1 cuillère à café de thym séché)

- Sel et poivre noir, selon le goût
- Tranches de citron pour la garniture (facultatif)
- Persil frais pour la garniture (facultatif)

Instructions :

Préparation :

1. Préchauffez votre four à 190°C (375°F). Tapissez une plaque de cuisson de papier parchemin ou graissez-la légèrement pour éviter que la truite n'attache.

Truite au Four :

1. Rincez les truites à l'eau froide et séchez-les avec du papier absorbant.

2. À l'aide d'un couteau tranchant, faites deux ou trois coupes diagonales de chaque côté de chaque truite, d'environ 1,27 cm de profondeur. Ces coupes aideront le poisson à cuire uniformément et permettront aux saveurs de pénétrer.

3. Assaisonnez l'intérieur de chaque truite avec une pincée de sel et de poivre noir.

4. Dans un petit bol, mélangez l'ail haché et l'huile d'olive.

5. Frottez le mélange d'ail et d'huile d'olive à l'intérieur et à l'extérieur de chaque truite.

6. Placez quelques tranches de citron et une branche de romarin et de thym à l'intérieur de la cavité de chaque truite.

7. Placez les truites assaisonnées sur la plaque de cuisson préparée.

8. Arrosez les truites avec le reste du mélange d'ail et d'huile d'olive.

9. Assaisonnez l'extérieur des truites avec du sel et du poivre noir supplémentaires.

Cuisson :

1. Faites cuire les truites dans le four préchauffé pendant environ 15 à 20 minutes, ou jusqu'à ce que le poisson soit opaque et se défasse facilement à la fourchette.

2. Si vous préférez une peau croustillante, vous pouvez passer les truites au gril pendant 2 à 3 minutes supplémentaires sous le gril, mais surveillez attentivement pour éviter de les brûler.

Service :

1. Transférez soigneusement les truites cuites sur des assiettes de service.

2. Garnissez de persil frais et de tranches de citron, si désiré.

Informations Nutritionnelles (Par Portion) :

- Calories : 275
- Protéines : 34g
- Glucides : 2g
- Lipides : 14g
- Fibres : 0,5g
- Sucres : 0g

Note : Les informations nutritionnelles sont approximatives et peuvent varier en fonction des ingrédients spécifiques et des tailles de portion. Cette recette de Truite au Four à l'Ail et aux Herbes offre un plat savoureux et équilibré, mettant en valeur la fraîcheur des herbes et de l'ail.

Recette : Filet de Dinde Grillé avec Chutney de Canneberges

Ingrédients :

Pour le Filet de Dinde Grillé :

• 4 filets de dinde désossés et sans peau (170-227 grammes chacun)

• 2 cuillères à soupe d'huile d'olive

• 2 gousses d'ail, hachées

• 1 cuillère à café de thym séché

• Sel et poivre noir, selon le goût

Pour le Chutney de Canneberges :

• 1 tasse de canneberges fraîches

• 1/2 tasse d'eau

• 1/4 tasse de miel ou de sirop d'érable

• 1/4 tasse d'oignon rouge, finement haché

• 1/4 tasse de pomme, pelée et coupée en dés

• 1/4 tasse de jus d'orange

• 1/2 cuillère à café de cannelle en poudre

• 1/4 cuillère à café de gingembre en poudre

• Une pincée de sel

Instructions :

Filet de Dinde Grillé :

1. Dans un petit bol, mélangez l'huile d'olive, l'ail haché, le thym séché, le sel et le poivre noir. Bien mélanger pour créer une marinade.

2. Placez les filets de dinde dans un sac en plastique

refermable ou un plat peu profond. Versez la marinade sur la dinde, en vous assurant que chaque filet est bien enrobé. Fermez le sac ou couvrez le plat, puis réfrigérez pendant au moins 30 minutes pour mariner.

3. Préchauffez votre grill à feu moyen-élevé. Nettoyez et huilez les grilles du grill pour éviter que la dinde n'attache.

4. Retirez les filets de dinde de la marinade et placez-les sur le grill chaud.

5. Grillez chaque côté pendant environ 5 à 6 minutes, ou jusqu'à ce que la température interne de la dinde atteigne 74°C (165°F) et que la viande ne soit plus rose au centre.

Chutney de Canneberges :

1. Dans une casserole, mélangez les canneberges fraîches et l'eau. Portez à ébullition à feu moyen-élevé.

2. Réduisez le feu à bas, couvrez et laissez mijoter pendant environ 5 minutes, ou jusqu'à ce que les canneberges commencent à éclater et à ramollir.

3. Ajoutez le miel ou le sirop d'érable, l'oignon rouge finement haché, la pomme coupée en dés, le jus d'orange, la cannelle en poudre, le gingembre en poudre et une pincée de sel.

4. Continuez à mijoter pendant encore 5 à 7 minutes, ou jusqu'à ce que le chutney épaississe et que les saveurs se fondent. Remuez de temps en temps.

5. Retirez le chutney du feu et laissez-le refroidir légèrement.

Service :

1. Placez les filets de dinde grillés sur des assiettes de service.
2. Cuillérez le chutney de canneberges chaud sur la dinde.
3. Garnissez de feuilles de thym frais ou de zeste d'orange, si désiré.

Informations Nutritionnelles (Par Portion) :

• Calories : 330

• Protéines : 32g

• Glucides : 30g

• Lipides : 9g

• Fibres : 3g

• Sucres : 24g

Note : Les informations nutritionnelles sont approximatives et peuvent varier en fonction des ingrédients spécifiques et des tailles de portion. Cette recette de Filet de Dinde Grillé avec Chutney de Canneberges offre une combinaison délicieuse de saveurs grillées et fruitées.

Recette : Cabillaud au Citron et aux Herbes Cuit au Four

Ingrédients :

Pour la Marinade au Citron et aux Herbes :

• 1/4 tasse d'huile d'olive extra vierge

• Zeste et jus d'1 citron

• 2 gousses d'ail, hachées

• 2 cuillères à soupe de persil frais, haché

• 1 cuillère à café d'origan séché

• 1/2 cuillère à café de thym séché

• Sel et poivre noir, selon le goût

Pour le Cabillaud Cuit au Four :

- 4 filets de cabillaud (170-227 grammes chacun)
- Tranches de citron pour la garniture (facultatif)
- Persil frais pour la garniture (facultatif)

Instructions :

Marinade au Citron et aux Herbes :

1. Dans un bol, mélangez l'huile d'olive extra vierge, le zeste de citron, le jus de citron, l'ail haché, le persil frais haché, l'origan séché, le thym séché, le sel et le poivre noir. Bien mélanger pour créer la marinade.

Cabillaud Cuit au Four :

1. Préchauffez votre four à 375°F (190°C). Graissez un plat de cuisson avec un peu d'huile d'olive pour éviter que le poisson n'attache.

2. Placez les filets de cabillaud dans le plat de cuisson préparé, en vous assurant qu'ils ne sont pas entassés.

3. Versez la Marinade au Citron et aux Herbes sur les filets de cabillaud, en vous assurant qu'ils sont bien enrobés. Vous pouvez utiliser un pinceau pour répartir la marinade uniformément.

4. Disposez quelques tranches de citron sur le dessus de chaque filet de cabillaud pour plus de saveur et de présentation.

5. Faites cuire le cabillaud dans le four préchauffé pendant environ 15 à 20 minutes, ou jusqu'à ce que le poisson se défasse facilement à la fourchette et que la température interne atteigne 63°C (145°F).

Service :

1. Transférez délicatement les filets de cabillaud cuits au four sur des assiettes de service.

2. Garnissez de persil frais et de tranches de citron supplémentaires si désiré.

Informations Nutritionnelles (Par Portion) :

- Calories : 280

- Protéines : 29g

- Glucides : 2g

- Lipides : 17g

- Fibres : 0,5g

- Sucres : 0,5g

Note : Les informations nutritionnelles sont approximatives et peuvent varier en fonction des ingrédients spécifiques et des tailles de portion. Cette recette de Cabillaud au Citron et aux Herbes Cuit au Four offre une combinaison délicate de saveurs fraîches et d'herbes parfumées.

Recette : Sauté de Bison aux Légumes

Ingrédients :

Pour la Sauce du Sauté :

- 1/4 tasse de sauce soja faible en sodium (ou tamari pour une option sans gluten)

- 2 cuillères à soupe de vinaigre de riz

- 1 cuillère à soupe de miel ou de nectar d'agave

- 1 gousse d'ail, hachée • 1 cuillère à café de gingembre frais, haché

- 1 cuillère à café de poudre d'arrow-root ou de fécule de maïs (pour épaissir)

Pour le Sauté :

- 1 livre de bifteck de bison ou de steak de bison maigre, tranché finement
- 2 cuillères à soupe d'huile végétale (par exemple, huile d'olive ou huile de sésame)
- 1 poivron rouge, tranché finement
- 1 poivron jaune, tranché finement
- 1 petite courgette, tranchée finement
- 1 tasse de fleurettes de brocoli
- 1 tasse de pois mange-tout ou de pois sugar snap, équeutés
- 1 carotte, tranchée finement
- 1/2 tasse de champignons tranchés (facultatif)
- Riz brun cuit ou quinoa pour servir

Instructions :

Sauce du Sauté :

1. Dans un petit bol, fouettez ensemble la sauce soja faible en sodium, le vinaigre de riz, le miel ou le nectar d'agave, l'ail haché, le gingembre haché et la poudre d'arrow-root ou de fécule de maïs. Remuez jusqu'à ce que le mélange soit lisse, et mettez la sauce de côté.

Sauté :

1. Chauffez 1 cuillère à soupe d'huile végétale dans un grand poêlon ou un wok à feu moyen-élevé.

2. Ajoutez les tranches fines de viande de bison dans le poêlon chaud. Faites sauter le bison pendant environ 2-3 minutes jusqu'à ce qu'il soit doré et cuit à votre niveau de cuisson souhaité. Retirez le

bison cuit du poêlon et mettez-le de côté.

3. Dans le même poêlon, ajoutez la deuxième cuillère à soupe d'huile végétale.

4. Ajoutez les poivrons rouges et jaunes tranchés, la courgette, les fleurettes de brocoli, les pois mange-tout, la carotte et les champignons (si vous en utilisez) dans le poêlon. Faites sauter les légumes pendant 3-4 minutes jusqu'à ce qu'ils soient croquants-tendres et vibrants en couleur.

5. Remettez le bison cuit dans le poêlon avec les légumes sautés.

6. Versez la sauce du sauté sur la viande et les légumes. Remuez le tout et laissez cuire pendant 2-3 minutes supplémentaires jusqu'à ce que la sauce épaississe et enrobe uniformément les ingrédients.

Service :

1. Servez le Sauté de Bison aux Légumes sur du riz brun cuit ou du quinoa.

Informations Nutritionnelles (Par Portion, hors riz ou quinoa) :

- Calories : 280
- Protéines : 30g
- Glucides : 15g
- Lipides : 12g
- Fibres : 3g
- Sucres : 7g

Note : Les informations nutritionnelles sont approximatives et peuvent varier en fonction des ingrédients spécifiques et des tailles de portion. Ce Sauté de Bison aux Légumes offre une combinaison savoureuse de viande maigre et de légumes croquants, idéale pour un repas équilibré.

Recette : Brochettes de Poulet et Légumes
Ingrédients :
Pour la Marinade :

- 1/4 tasse d'huile d'olive
- 2 cuillères à soupe de jus de citron
- 2 gousses d'ail, hachées
- 1 cuillère à café d'origan séché
- 1 cuillère à café de thym séché
- 1 cuillère à café de paprika
- Sel et poivre noir, selon le goût

Pour les Brochettes de Poulet et Légumes :

- 1 livre de poitrine de poulet désossée et sans peau, coupée en cubes de 1 pouce
- 1 poivron rouge, coupé en morceaux de 1 pouce
- 1 poivron jaune, coupé en morceaux de 1 pouce
- 1 oignon rouge, coupé en morceaux de 1 pouce
- 1 courgette, coupée en rondelles de 1/2 pouce
- Tomates cerises
- Brochettes en bois, trempées dans l'eau pendant 30 minutes
- Quartiers de citron pour la garniture (facultatif) • Persil frais pour la garniture (facultatif)

Instructions :
Marinade :

1. Dans un bol, fouettez ensemble l'huile d'olive, le jus de citron, l'ail haché, l'origan séché, le thym séché, le paprika, le sel et le poivre noir. Mélangez

jusqu'à ce que la marinade soit bien homogène.

Brochettes de Poulet et Légumes :

1. Placez les cubes de poulet dans un sac en plastique refermable ou un plat peu profond.

2. Versez la marinade sur le poulet, en vous assurant qu'il soit uniformément enrobé. Fermez le sac ou couvrez le plat, et mettez au réfrigérateur pendant au moins 30 minutes, ou idéalement, marinez pendant quelques heures pour intensifier les saveurs.

3. Préchauffez votre grill à feu moyen-élevé.

4. Pendant que le grill chauffe, assemblez les brochettes. Enfilez alternativement le poulet mariné, les morceaux de poivron, d'oignon rouge, de rondelles de courgette et les tomates cerises sur les brochettes en bois trempées.

5. Passez les brochettes assemblées avec le reste de la marinade.

6. Placez les brochettes sur le grill chaud et faites-les cuire pendant environ 10 à 15 minutes, en les retournant de temps en temps, jusqu'à ce que le poulet soit bien cuit et que les légumes soient tendres et légèrement grillés.

Service :

1. Retirez délicatement les Brochettes de Poulet et Légumes du grill et transférez-les sur un plat de service.

2. Garnissez de quartiers de citron et de persil frais, si désiré.

3. Servez les brochettes avec un côté de riz, de quinoa ou une salade fraîche.

Informations Nutritionnelles (Par Portion, hors accompagnement) :

• Calories : 240

• Protéines : 25g

• Glucides : 9g

• Lipides : 12g

• Fibres : 2g

• Sucres : 4g

Note : Les informations nutritionnelles sont approximatives et peuvent varier en fonction des ingrédients spécifiques et des tailles de portion. Ces brochettes de poulet et légumes offrent une combinaison délicieuse de viande tendre et de légumes grillés, parfaite pour un repas équilibré.

Fruits et Légumes :
Recette : Bol de Smoothie au Chou Frisé et aux Baies
Ingrédients :
Pour la Base du Smoothie :

• 2 tasses de feuilles de chou frisé frais, équeutées et déchirées

• 1 tasse de baies mélangées (comme des fraises, des myrtilles et des framboises), congelées

• 1 banane mûre, pelée et congelée

• 1/2 tasse de lait d'amande non sucré (ou tout autre lait de votre choix)

• 1 cuillère à soupe de miel ou de sirop d'agave (facultatif, pour plus de douceur)

• 1/2 cuillère à café de gingembre frais râpé (facultatif, pour une touche zestée)

• 1/2 cuillère à café de graines de chia (facultatif, pour plus de texture et de nutrition)

Pour les Garnitures (Personnalisez selon vos préférences) :
• Baies fraîches tranchées (par exemple, fraises, myrtilles, framboises)
• Banane tranchée
• Noix hachées (amandes, noix, ou noix de pécan)
• Coco râpée
• Granola
• Feuilles de menthe fraîche pour la garniture

Instructions :

Base du Smoothie :

1. Dans un blender, combinez les feuilles de chou frisé frais, les baies mélangées congelées, la banane congelée, le lait d'amande non sucré, le miel ou le sirop d'agave (si utilisé), le gingembre râpé (si utilisé) et les graines de chia (si utilisées).

2. Mixez à haute vitesse jusqu'à ce que tous les ingrédients soient parfaitement combinés et que le mélange soit lisse et crémeux. Vous devrez peut-être arrêter et racler les côtés du blender pour vous assurer d'un mélange uniforme.

Service :

1. Versez le Smoothie au Chou Frisé et aux Baies dans un bol.

2. Ajoutez les garnitures de votre choix, telles que des baies fraîches tranchées, des tranches de banane, des noix hachées, de la noix de coco râpée, du granola et des feuilles de menthe fraîche.

3. Disposez les garnitures de manière créative sur le dessus du smoothie.

4. Arrosez de miel ou de sirop d'agave

supplémentaire si vous préférez plus de douceur.

5. Appréciez votre Bol de Smoothie au Chou Frisé et aux Baies, vibrant et nutritif !

Informations Nutritionnelles (Par Portion, hors garnitures et édulcorant) :

- Calories : 160
- Protéines : 3g
- Glucides : 36g
- Lipides : 1g
- Fibres : 7g
- Sucres : 17g

Remarque : Les informations nutritionnelles sont approximatives et peuvent varier en fonction des ingrédients spécifiques et des tailles de portion. Ce bol de smoothie offre une combinaison délicieuse de légumes verts, de baies sucrées et de garnitures croquantes, créant un repas sain et rassasiant.

Recette : Salade d'Épinards et de Fraises avec Vinaigrette Balsamique

Ingrédients :

Pour la Salade :

- 6 tasses de feuilles d'épinards frais pour bébé
- 2 tasses de fraises fraîches, équeutées et tranchées
- 1/4 tasse d'oignon rouge, finement tranché
- 1/4 tasse d'amandes effilées, grillées (facultatif)
- 1/4 tasse de fromage feta émietté (facultatif, à exclure pour une option sans produits laitiers)

Pour la Vinaigrette Balsamique :

- 3 cuillères à soupe d'huile d'olive extra-vierge
- 2 cuillères à soupe de vinaigre balsamique
- 1 cuillère à thé de miel ou de sirop d'agave
- 1 cuillère à thé de moutarde de Dijon

• Sel et poivre noir, selon le goût

Instructions :

Vinaigrette Balsamique :

1. Dans un petit bol, fouettez l'huile d'olive extra-vierge, le vinaigre balsamique, le miel ou le sirop d'agave, la moutarde de Dijon, le sel et le poivre noir. Fouettez jusqu'à ce que la vinaigrette soit bien émulsionnée. Goûtez et ajustez l'assaisonnement si nécessaire.

Salade :

1. Dans un grand saladier, ajoutez les feuilles d'épinards frais pour bébé.

2. Ajoutez les fraises tranchées et l'oignon rouge finement tranché sur les épinards.

3. Si désiré, faites griller les amandes effilées dans une poêle sèche à feu moyen pendant 2 à 3 minutes jusqu'à ce qu'elles soient légèrement dorées. Faites attention à ne pas les brûler. Une fois grillées, laissez-les refroidir.

4. Si utilisé, saupoudrez les amandes effilées grillées et le fromage feta émietté sur la salade.

Service :

1. Arrosez la Salade d'Épinards et de Fraises avec la Vinaigrette Balsamique préparée.

2. Mélangez délicatement la salade pour enrober les ingrédients de la vinaigrette.

3. Servez immédiatement en tant que plat d'accompagnement frais et vibrant ou un repas léger.

Informations Nutritionnelles (Par Portion, sans les

garnitures facultatives et l'édulcorant) :
- Calories : 150
- Protéines : 2g
- Glucides : 9g
- Lipides : 12g
- Fibres : 2g
- Sucres : 5g

Remarque : Les informations nutritionnelles sont approximatives et peuvent varier en fonction des ingrédients spécifiques et des tailles de portion. Cette salade associe la fraîcheur des épinards et des fraises à la richesse de la vinaigrette balsamique, créant une expérience gustative équilibrée.

Recette : Brocoli Rôti à l'Ail et au Parmesan

Ingrédients :
- 1 livre de fleurons de brocoli frais (environ 4 tasses)
- 2 cuillères à soupe d'huile d'olive
- 3 gousses d'ail, hachées
- 2 cuillères à soupe de fromage Parmesan râpé (ou une alternative sans produits laitiers)
- Sel et poivre noir, selon le goût
- Quartiers de citron pour la garniture (facultatif)

Instructions :

Préparation :

1. Préchauffez votre four à 425°F (220°C). Recouvrez une plaque de cuisson de papier parchemin pour un nettoyage facile.

Brocoli Rôti :

1. Dans un grand bol, placez les fleurons de brocoli frais.

2. Arrosez le brocoli d'huile d'olive.

3. Ajoutez l'ail haché, le fromage Parmesan râpé (ou l'alternative sans produits laitiers), le sel et le poivre noir.

4. Mélangez bien le brocoli pour vous assurer que tous les fleurons sont bien enrobés d'huile d'olive et d'assaisonnements.

5. Étalez uniformément le brocoli assaisonné sur la plaque de cuisson préparée.

6. Rôtissez le brocoli dans le four préchauffé pendant environ 20 à 25 minutes, ou jusqu'à ce que le brocoli soit tendre et légèrement croustillant sur les bords. Assurez-vous de remuer ou de secouer la plaque à mi-cuisson pour une cuisson uniforme.

Service :

1. Une fois rôti à votre goût, retirez le brocoli du four.

2. Transférez le brocoli rôti dans un plat de service.

3. Garnissez de quartiers de citron si vous désirez une touche zestée.

4. Servez immédiatement en tant que plat d'accompagnement nutritif et savoureux.

Informations Nutritionnelles (Par Portion) :

• Calories : 90
• Protéines : 4g
• Glucides : 7g
• Lipides : 6g
• Fibres : 3g
• Sucres : 2g

Note : Les informations nutritionnelles sont approximatives et peuvent varier en fonction des ingrédients spécifiques et des tailles de portion. Ce brocoli rôti offre une combinaison délicieuse d'ail parfumé et de fromage Parmesan croustillant, créant un plat d'accompagnement simple mais délicieux.

Recette : Muffins Petit-Déjeuner aux Épinards et Myrtilles

Ingrédients :

- 1 tasse de feuilles d'épinards frais pour bébés
- 1 banane mûre
- 1/4 tasse de compote de pommes non sucrée
- 1/4 tasse de miel ou sirop d'érable
- 2 gros œufs
- 1 cuillère à café d'extrait de vanille
- 1 1/2 tasses de farine de blé entier
- 1/2 cuillère à café de bicarbonate de soude
- 1 1/2 cuillères à café de poudre à lever
- 1/4 cuillère à café de sel
- 1 tasse de myrtilles fraîches ou congelées

Instructions :

Préparation :

1. Préchauffez votre four à 350°F (175°C). Tapissez un moule à muffins de caissettes en papier ou graissez-le pour éviter que les muffins ne collent.

Pâte à Muffins :

1. Dans un mixeur ou un robot culinaire, ajoutez les feuilles d'épinards frais pour bébés, la banane mûre, la compote de pommes non sucrée, le miel ou le sirop d'érable, les œufs et l'extrait de vanille.

2. Mixez jusqu'à obtenir un mélange lisse et vert vif.

3. Dans un bol séparé, mélangez la farine de blé entier, le bicarbonate de soude, la poudre à lever et le sel.

4. Versez le mélange d'épinards du mixeur dans les

ingrédients secs. Remuez jusqu'à juste combiner ; ne pas trop mélanger.

5. Incorporez délicatement les myrtilles fraîches ou congelées. Si vous utilisez des myrtilles congelées, ne les décongelez pas avant de les ajouter à la pâte.

Cuisson des Muffins :

1. À l'aide d'une cuillère, remplissez chaque compartiment du moule à muffins aux trois quarts.

2. Cuisez au four préchauffé pendant environ 18 à 20 minutes, ou jusqu'à ce qu'un cure-dent inséré au centre d'un muffin en ressorte propre.

3. Retirez les muffins du four et laissez-les refroidir dans le moule pendant quelques minutes avant de les transférer sur une grille pour les laisser refroidir complètement.

Service :

1. Une fois que les Muffins Petit-Déjeuner aux Épinards et Myrtilles ont refroidi, vous pouvez les déguster comme un petit-déjeuner ou une collation saine et délicieuse.

Informations Nutritionnelles (Par Portion, basé sur 12 muffins) :

- Calories : 120
- Protéines : 3g
- Glucides : 26g
- Lipides : 1g
- Fibres : 3g
- Sucres : 11g

Note : Les informations nutritionnelles sont approximatives et peuvent varier en fonction des ingrédients spécifiques et des tailles de portion. Ces muffins offrent une combinaison délicieuse de légumes verts et de myrtilles sucrées, créant une option de petit-déjeuner équilibrée.

Recette : Salade aux Mûres et Épinards avec Noix

Ingrédients :

- 6 tasses de feuilles d'épinards frais pour bébés
- 1 1/2 tasses de mûres fraîches
- 1/2 tasse de fromage de chèvre émietté ou de feta (facultatif, à exclure pour une version sans produits laitiers)
- 1/2 tasse de noix hachées, toastées
- 1/4 d'oignon rouge, finement tranché

Pour la Vinaigrette Balsamique :

- 3 cuillères à soupe d'huile d'olive extra-vierge
- 2 cuillères à soupe de vinaigre balsamique
- 1 cuillère à café de miel ou de sirop d'érable (facultatif, pour plus de douceur)
- 1 cuillère à café de moutarde de Dijon
- Sel et poivre noir, selon le goût

Instructions :

Vinaigrette Balsamique :

1. Dans un petit bol, fouettez l'huile d'olive extra-vierge, le vinaigre balsamique, le miel ou le sirop d'érable (si utilisé), la moutarde de Dijon, le sel et le poivre noir. Fouettez jusqu'à ce que la vinaigrette soit bien émulsionnée. Goûtez et ajustez l'assaisonnement si nécessaire.

Salade :

1. Dans un grand saladier, placez les feuilles d'épinards frais pour bébés.

2. Ajoutez les mûres fraîches, le fromage de chèvre émietté ou la feta (si utilisé), les noix hachées toastées et l'oignon rouge finement tranché sur les épinards.

Service :

1. Arrosez la vinaigrette balsamique préparée sur la salade.

2. Mélangez doucement la salade pour enrober les ingrédients de la vinaigrette.

3. Servez immédiatement comme plat d'accompagnement rafraîchissant et nutritif ou comme repas léger.

Informations Nutritionnelles (Par Portion, sans les garnitures facultatives et l'édulcorant) :
• Calories : 160
• Protéines : 4g
• Glucides : 12g
• Lipides : 12g
• Fibres : 4g
• Sucres : 6g

Recette : Choux de Bruxelles Rôtis au Balsamique

Ingrédients :
• 1 livre de choux de Bruxelles, équeutés et coupés en deux
• 2 cuillères à soupe d'huile d'olive
• 2 cuillères à soupe de vinaigre balsamique
• 1 cuillère à soupe de miel ou de sirop d'érable (facultatif, pour plus de douceur)

- 2 gousses d'ail, hachées
- Sel et poivre noir, selon le goût

Instructions :

Préparation :

1. Préchauffez votre four à 400°F (200°C). Tapissez une plaque de cuisson de papier parchemin pour faciliter le nettoyage.

Choux de Bruxelles Rôtis :

1. Dans un grand bol, placez les choux de Bruxelles équeutés et coupés en deux.
2. Dans un petit bol séparé, fouettez l'huile d'olive, le vinaigre balsamique, le miel ou le sirop d'érable (si utilisé), l'ail haché, le sel et le poivre noir.
3. Versez le mélange balsamique sur les choux de Bruxelles.
4. Mélangez bien les choux de Bruxelles pour les enrober uniformément du mélange balsamique.
5. Étalez les choux de Bruxelles uniformément sur la plaque de cuisson préparée, en veillant à ce qu'ils soient en une seule couche.
6. Rôtissez les choux de Bruxelles au four préchauffé pendant environ 20 à 25 minutes, ou jusqu'à ce qu'ils soient tendres et légèrement caramélisés. Remuez ou secouez la plaque à mi-cuisson pour une cuisson uniforme.

Service :

1. Une fois rôtis à votre goût, retirez les Choux de Bruxelles Rôtis au Balsamique du four.
2. Transférez-les dans un plat de service.
3. Servez-les immédiatement en tant

qu'accompagnement savoureux et nutritif.

Informations Nutritionnelles (Par Portion) :

- Calories : 100
- Protéines : 2g
- Glucides : 11g
- Lipides : 6g
- Fibres : 4g
- Sucres : 3g

Note : Les informations nutritionnelles sont approximatives et peuvent varier en fonction des ingrédients spécifiques et des tailles de portion.

Recette : Salade aux Épinards et Baies Mélangées avec Amandes

Ingrédients :

- 6 tasses de feuilles d'épinards frais pour bébés
- 1 1/2 tasses de baies mélangées (par exemple, fraises, myrtilles, framboises, mûres)
- 1/2 tasse d'amandes tranchées, toastées
- 1/4 d'oignon rouge, finement tranché
- 1/4 de tasse de fromage de chèvre émietté ou de feta (facultatif, à exclure pour une version sans produits laitiers)

Pour la Vinaigrette Balsamique :

- 3 cuillères à soupe d'huile d'olive extra-vierge
- 2 cuillères à soupe de vinaigre balsamique
- 1 cuillère à café de miel ou de sirop d'érable (facultatif, pour plus de douceur)
- 1 cuillère à café de moutarde de Dijon
- Sel et poivre noir, selon le goût

Instructions :

Vinaigrette Balsamique :

1. Dans un petit bol, fouettez l'huile d'olive extra-vierge, le vinaigre balsamique, le miel ou le sirop d'érable (si utilisé), la moutarde de Dijon, le sel et le poivre noir. Fouettez jusqu'à ce que la vinaigrette soit bien émulsionnée. Goûtez et ajustez l'assaisonnement si nécessaire.

Salade :

1. Dans un grand saladier, placez les feuilles d'épinards frais pour bébés.

2. Ajoutez les baies mélangées, les amandes tranchées, l'oignon rouge finement tranché, et le fromage de chèvre émietté ou la feta (si utilisé) sur les épinards.

Service :

1. Arrosez la vinaigrette balsamique préparée sur la salade.

2. Mélangez doucement la salade pour enrober les ingrédients de la vinaigrette.

3. Servez immédiatement comme plat d'accompagnement vibrant et nutritif ou comme repas léger.

Informations Nutritionnelles (Par Portion, sans les garnitures facultatives et l'édulcorant) :

- Calories : 180
- Protéines : 4g
- Glucides : 15g
- Lipides : 12g
- Fibres : 5g
- Sucres : 6g

Note : Les informations nutritionnelles sont approximatives et peuvent varier en fonction des ingrédients spécifiques et des tailles de portion.

Recette : Sautée d'Asperges et de Champignons

Ingrédients :

Pour la Sauce de Sautée :

• 1/4 de tasse de sauce soja à teneur réduite en sodium (ou tamari pour une option sans gluten)
• 2 cuillères à soupe de vinaigre de riz
• 1 cuillère à soupe de miel ou de sirop d'agave
• 1 cuillère à soupe de fécule de maïs
• 1/2 tasse de bouillon de légumes ou de champignons
• 1 cuillère à café de gingembre frais, haché
• 1 gousse d'ail, hachée
• Flocons de piment rouge selon le goût (facultatif, pour un coup de piquant)

Pour la Sautée :

• 1 botte d'asperges fraîches, équeutées et coupées en morceaux de 2 pouces
• 8 onces de champignons (de Paris, cremini ou shiitake), tranchés
• 1 poivron rouge, finement tranché
• 1 carotte moyenne, finement tranchée
• 2 cuillères à soupe d'huile végétale (par exemple, huile de sésame ou d'olive)
• Riz brun cuit ou quinoa pour servir
• Graines de sésame grillées pour la garniture (facultatif)

Instructions :

Sauce de Sautée :

1. Dans un petit bol, fouettez ensemble la sauce soja à teneur réduite en sodium, le vinaigre de riz, le miel ou le sirop d'agave, la fécule de maïs, le bouillon de légumes ou de champignons, le

gingembre frais haché, l'ail haché, et les flocons de piment rouge (si utilisés). Fouettez jusqu'à ce que la sauce soit bien mélangée et mettez-la de côté.

Sautée :

1. Faites chauffer 1 cuillère à soupe d'huile végétale dans une grande poêle ou un wok à feu moyen-élevé.

2. Ajoutez les champignons tranchés et faites-les cuire pendant environ 5 minutes jusqu'à ce qu'ils libèrent leur humidité et commencent à dorer. Retirez les champignons de la poêle et mettez-les de côté.

3. Dans la même poêle, ajoutez la deuxième cuillère à soupe d'huile végétale.

4. Ajoutez le poivron rouge tranché et la carotte finement tranchée à la poêle. Faites sauter pendant environ 3-4 minutes jusqu'à ce que les légumes commencent à ramollir.

5. Ajoutez les morceaux d'asperges à la poêle et continuez à faire sauter pendant encore 3-4 minutes jusqu'à ce que les asperges soient tendres-croustillantes.

6. Remettez les champignons cuits dans la poêle avec les légumes sautés.

7. Versez la Sauce de Sautée préparée sur les légumes et les champignons.

8. Mélangez tout et faites cuire pendant 2-3 minutes supplémentaires jusqu'à ce que la sauce épaississe et enrobe uniformément les ingrédients.

Service :

1. Servez la Sautée d'Asperges et de Champignons

sur du riz brun cuit ou du quinoa.

2. Garnissez de graines de sésame grillées si vous désirez plus de saveur et de croquant.

Informations Nutritionnelles (Par Portion, hors riz ou quinoa) :

- Calories : 120
- Protéines : 4g
- Glucides : 15g
- Lipides : 6g
- Fibres : 4g
- Sucres : 6g

Note : Les informations nutritionnelles sont approximatives et peuvent varier en fonction des ingrédients spécifiques et des tailles de portion.

Recette : Salade de Concombres et Tomates aux Herbes Fraîches

Ingrédients :

- 2 grands concombres, pelés et coupés en rondelles
- 4 tomates mûres, coupées en quartiers
- 1/4 d'oignon rouge, finement tranché
- 2 cuillères à soupe de basilic frais, haché
- 2 cuillères à soupe de menthe fraîche, hachée
- 2 cuillères à soupe de persil frais, haché
- 1/4 de tasse d'huile d'olive extra vierge
- 2 cuillères à soupe de vinaigre de vin rouge
- Sel et poivre noir, selon le goût
- Facultatif : Fromage feta émietté (à exclure pour une version sans produits laitiers)

Instructions :

Salade :

1. Dans un grand saladier, disposez les rondelles de concombres, les quartiers de tomates et l'oignon rouge finement tranché.
2. Saupoudrez les herbes fraîches hachées, c'est-à-dire le basilic, la menthe et le persil, sur les légumes.

Vinaigrette :

1. Dans un petit bol, fouettez ensemble l'huile d'olive extra vierge et le vinaigre de vin rouge.
2. Assaisonnez la vinaigrette avec du sel et du poivre noir selon le goût. Ajustez l'assaisonnement au besoin.
3. Arrosez la vinaigrette sur le mélange de concombres, tomates et herbes dans le saladier.
4. Mélangez la salade délicatement pour enrober tous les ingrédients de la vinaigrette.

Service :

1. Si désiré, saupoudrez du fromage feta émietté sur la salade.
2. Servez immédiatement en tant qu'accompagnement rafraîchissant et parfumé.

Informations Nutritionnelles (Par Portion, hors fromage feta) :

- Calories : 120
- Protéines : 2g
- Glucides : 9g
- Lipides : 9g
- Fibres : 2g
- Sucres : 5g

Remarque : Les informations nutritionnelles sont approximatives et peuvent varier en fonction des ingrédients spécifiques et des tailles de portion.

Noix et Graines : Recette : Tenders de Poulet en Croûte de Noix

Ingrédients :

Pour la Croûte de Noix :

• 1 tasse de noix

• 1/2 tasse de chapelure (blé entier ou sans gluten, selon la préférence)

• 1/4 de tasse de fromage Parmesan râpé (ou une alternative sans produits laitiers)

• 1 cuillère à café de thym séché

• Sel et poivre noir, selon le goût

Pour le Poulet :

• 1 livre de tenders de poulet ou de blancs de poulet désossés et sans peau, coupés en lanières

• 2 gros œufs, battus

• Spray de cuisson (huile d'olive ou spray antiadhésif)

Instructions :

Croûte de Noix :

1. Dans un robot culinaire, mélangez les noix, la chapelure, le fromage Parmesan râpé (ou l'alternative sans produits laitiers), le thym séché, le sel et le poivre noir.

2. Pulsez les ingrédients jusqu'à obtenir un mélange fin ressemblant à de la chapelure. Transférez ce mélange dans une assiette creuse.

Poulet :

1. Préchauffez votre four à 375°F (190°C). Tapissez une plaque de cuisson de papier parchemin pour un nettoyage facile.

2. Trempez chaque tender ou lanière de poulet dans les œufs battus, en laissant l'excédent s'égoutter.

3. Enrobez le poulet du mélange de noix, en appuyant pour faire adhérer. Assurez-vous que le poulet est uniformément recouvert du mélange de noix.

4. Placez les tenders de poulet en croûte de noix sur la plaque de cuisson préparée.

5. Vaporisez légèrement le dessus des tenders de poulet avec du spray de cuisson. Cela les aidera à devenir croustillants lors de la cuisson.

Cuisson :

1. Faites cuire les tenders de poulet en croûte de noix dans le four préchauffé pendant environ 20 à 25 minutes, ou jusqu'à ce qu'ils soient bien cuits et que la croûte soit dorée et croustillante.

2. Si désiré, vous pouvez retourner les tenders de poulet à mi-cuisson pour une dorure uniforme.

3. Une fois cuits, retirez les tenders de poulet du four et laissez-les refroidir légèrement avant de les

servir.

Service :

1. Servez les Tenders de Poulet en Croûte de Noix en tant que plat principal délicieux et riche en protéines, ou en tant que collation ou apéritif sain.

Informations Nutritionnelles (Par Portion, basé sur 4 portions) :

- Calories : 320

- Protéines : 26g

- Glucides : 12g

- Lipides : 20g

- Fibres : 2g

- Sucres : 2g

Remarque : Les informations nutritionnelles sont approximatives et peuvent varier en fonction des ingrédients spécifiques et des tailles de portion.

Recette : Flocons d'avoine aux Myrtilles et Graines de Lin

Ingrédients :

- 1/2 tasse de flocons d'avoine (avoine sans gluten si préférée)

- 1 cuillère à soupe de graines de lin moulues

- 1/2 tasse de lait d'amande non sucré (ou tout autre lait de votre choix)

- 1/2 tasse de myrtilles fraîches ou surgelées

- 1 cuillère à soupe de miel ou sirop d'érable (facultatif, pour plus de douceur)

- 1/2 cuillère à café d'extrait de vanille

- Une pincée de sel

• Myrtilles supplémentaires et une pincée de graines de lin pour la garniture (facultatif)

Préparation :

1. Dans un bocal en verre ou un récipient hermétique, mélangez les flocons d'avoine et les graines de lin moulues.

2. Ajoutez le lait d'amande non sucré (ou le lait de votre choix) aux flocons d'avoine et aux graines de lin.

3. Incorporez les myrtilles fraîches ou surgelées, le miel ou le sirop d'érable (si utilisé), l'extrait de vanille et une pincée de sel.

4. Mélangez tous les ingrédients soigneusement jusqu'à ce qu'ils soient bien combinés.

Réfrigération :

1. Fermez le bocal en verre ou le récipient avec un couvercle.

2. Placez le mélange au réfrigérateur pendant au moins 4 heures, ou de préférence toute la nuit. Cela permet aux flocons d'avoine d'absorber le liquide et de ramollir.

Service :

1. Avant de servir, remuez bien les Flocons d'avoine aux Myrtilles et Graines de Lin pour vous assurer que tout est bien mélangé.

2. Si désiré, garnissez de myrtilles supplémentaires et saupoudrez de graines de lin pour plus de texture.

3. Dégustez vos délicieux et nutritifs Flocons d'avoine aux Myrtilles et Graines de Lin

directement du réfrigérateur.

Informations Nutritionnelles (Par Portion) :

• Calories : 250

• Protéines : 6g

• Glucides : 43g

• Lipides : 7g

• Fibres : 7g

• Sucres : 12g

Recette : Pâtes au Pesto d'Épinards et de Noix

Ingrédients : Pour le Pesto d'Épinards et de Noix :

• 2 tasses de feuilles d'épinards fraîches

• 1/2 tasse de feuilles de basilic frais (facultatif, pour une saveur supplémentaire)

• 1/2 tasse de noix, toastées

• 2 gousses d'ail, hachées

• 1/2 tasse de fromage Parmesan râpé (ou une alternative sans produits laitiers)

• 1/3 tasse d'huile d'olive extra vierge

• 1 cuillère à soupe de jus de citron

• Sel et poivre noir, selon le goût Pour les Pâtes :

• 8 onces de pâtes de blé entier ou sans gluten de votre choix

• Tomates cerises, coupées en deux (facultatif, pour la garniture)

• Noix supplémentaires toastées (facultatif, pour la garniture)

• Feuilles de basilic frais (facultatif, pour la garniture)

Instructions : Pesto d'Épinards et de Noix :

1. Dans un robot culinaire, mélangez les feuilles

d'épinards fraîches, les feuilles de basilic frais (si utilisées), les noix toastées, l'ail haché, le fromage Parmesan râpé (ou l'alternative sans produits laitiers) et le jus de citron.

2. Pulsez les ingrédients jusqu'à ce qu'ils soient bien combinés et forment une pâte grossière.

3. Avec le robot en marche, versez lentement l'huile d'olive extra vierge jusqu'à ce que le pesto atteigne la consistance désirée. Vous devrez peut-être arrêter et racler les côtés du robot culinaire pour assurer un mélange homogène.

4. Assaisonnez le pesto avec du sel et du poivre noir selon le goût. Ajustez l'assaisonnement si nécessaire.

Pâtes :

1. Cuisez les pâtes selon les instructions de l'emballage jusqu'à ce qu'elles soient al dente. Égouttez et mettez de côté.

2. Dans un grand bol, mélangez les pâtes cuites et le pesto d'épinards et de noix préparé. Remuez pour bien enrober les pâtes de pesto.

Service :

1. Garnissez les Pâtes au Pesto d'Épinards et de Noix de tomates cerises coupées en deux, de noix supplémentaires toastées et de feuilles de basilic frais si désiré.

2. Servez les pâtes chaudes en tant que plat principal savoureux et nutritif.

Informations Nutritionnelles (Par Portion, sans les garnitures facultatives) :

• Calories : 400

- Protéines : 12g
- Glucides : 30g
- Lipides : 28g
- Fibres : 5g
- Sucres : 1g

Recette : Pudding de Graines de Chia aux Baies Mélangées

Ingrédients :

- 1/4 tasse de graines de chia
- 1 tasse de lait d'amande non sucré (ou tout autre lait de votre choix)
- 1 cuillère à soupe de miel ou de sirop d'érable (facultatif, pour une douceur supplémentaire)
- 1/2 cuillère à café d'extrait de vanille
- 1/2 tasse de baies mélangées (par exemple, fraises, myrtilles, framboises, mûres)
- Feuilles de menthe fraîche pour la garniture (facultatif)

Instructions : Base du Pudding :

1. Dans un bol, mélangez les graines de chia, le lait d'amande non sucré (ou votre lait préféré), le miel ou le sirop d'érable (si utilisé) et l'extrait de vanille.

2. Remuez bien le mélange jusqu'à ce que tous les ingrédients soient complètement combinés.

3. Couvrez le bol et réfrigérez-le pendant au moins 4 heures ou de préférence toute la nuit. Pendant ce temps, les graines de chia absorberont le liquide et

épaissiront pour créer une consistance semblable à celle d'un pudding.

Garniture aux Baies Mélangées :

1. Avant de servir, lavez et préparez les baies mélangées. Vous pouvez couper les fraises et laisser les petites baies entières.

Assemblage :

1. Une fois que le pudding aux graines de chia a épaissi selon votre goût, versez-le dans des bols ou des verres de service.

2. Garnissez le pudding avec les baies mélangées.

3. Décorez avec des feuilles de menthe fraîche si vous le souhaitez, pour plus de fraîcheur et de présentation.

Service :

1. Servez le Pudding de Graines de Chia aux Baies Mélangées comme un petit-déjeuner, une collation ou un dessert délicieux et nutritif.

Informations Nutritionnelles (Par Portion) :

• Calories : 200

• Protéines : 4g

• Glucides : 24g

• Lipides : 10g

• Fibres : 11g

• Sucres : 10g

Recette : Salade avec Vinaigrette aux Canneberges et Graines de Lin

Ingrédients : Pour la Salade :

• 6 tasses de mélanges de salades verts (par exemple, épinards, roquette, romaine)

• 1/2 tasse de canneberges séchées

• 1/4 tasse de noix hachées, grillées

• 1/4 tasse de fromage feta émietté (facultatif, à exclure pour une version sans produits laitiers)

• 1/4 tasse d'oignon rouge finement tranché

• 1/4 tasse de concombre, tranché

• 1/4 tasse de tomates cerises, coupées en deux

Pour la Vinaigrette aux Canneberges et Graines de Lin :

• 1/4 tasse de jus de canneberge (non sucré)

• 2 cuillères à soupe d'huile d'olive extra vierge

• 1 cuillère à soupe de graines de lin moulues

• 1 cuillère à soupe de vinaigre balsamique

• 1 cuillère à café de miel ou de sirop d'érable (facultatif, pour plus de douceur)

• Sel et poivre noir, selon le goût

Instructions : Pour la Salade :

1. Dans un grand saladier, disposez les mélanges de salades verts.

2. Saupoudrez les canneberges séchées, les noix hachées grillées, le fromage feta émietté (si utilisé), l'oignon rouge finement tranché, le concombre tranché et les moitiés de tomates cerises sur les salades.

Pour la Vinaigrette aux Canneberges et Graines de Lin :

1. Dans un petit bol, fouettez ensemble le jus de canneberge, l'huile d'olive extra vierge, les graines

de lin moulues, le vinaigre balsamique, le miel ou le sirop d'érable (si utilisé), le sel et le poivre noir. Fouettez jusqu'à ce que la vinaigrette soit bien émulsionnée.

2. Goûtez la vinaigrette et ajustez la douceur et l'assaisonnement selon vos préférences.

Service :

1. Arrosez la vinaigrette aux canneberges et graines de lin sur la salade.

2. Mélangez délicatement la salade pour enrober les ingrédients de la vinaigrette.

3. Servez immédiatement en tant qu'accompagnement savoureux et nutritif ou en repas léger.

Informations Nutritionnelles (Par Portion, sans les garnitures facultatives et l'édulcorant) : • Calories : 180

• Protéines : 3g

• Glucides : 16g

• Lipides : 12g

• Fibres : 3g

• Sucres : 10g

Recette : Tilapia Pané aux Noix de Pécan avec Sauce au Beurre Citronné

Ingrédients : Pour le Tilapia Pané aux Noix de Pécan :

• 4 filets de tilapia

• 1 tasse de noix de pécan, finement hachées

- 1/2 tasse de chapelure de blé entier ou sans gluten
- 2 cuillères à soupe de fromage Parmesan râpé (facultatif, à exclure pour une version sans produits laitiers)
- 1 cuillère à café de thym séché
- Sel et poivre noir, selon le goût
- 2 gros œufs, battus
- Huile d'olive pour la cuisson à la poêle

Pour la Sauce au Beurre Citronné :

- 1/4 tasse de beurre non salé (ou une alternative sans produits laitiers)
- Jus d'1 citron
- Zeste d'1 citron
- 2 gousses d'ail, hachées
- 1 cuillère à soupe de persil frais, haché
- Sel et poivre noir, selon le goût

Instructions : Tilapia Pané aux Noix de Pécan :

1. Dans un plat peu profond, mélangez les noix de pécan finement hachées, la chapelure de blé entier ou sans gluten, le fromage Parmesan râpé (si utilisé), le thym séché, le sel et le poivre noir.

2. Trempez chaque filet de tilapia dans les œufs battus, en laissant l'excédent s'égoutter.

3. Enrobez les filets de tilapia du mélange de noix de pécan, en appuyant pour que le mélange adhère. Assurez-vous que les filets sont uniformément recouverts du mélange de noix de pécan.

4. Chauffez une grande poêle à feu moyen et ajoutez suffisamment d'huile d'olive pour couvrir le fond de la poêle.

5. Placez les filets de tilapia panés dans la poêle et faites-les cuire pendant environ 3 à 4 minutes de chaque côté, ou jusqu'à ce qu'ils soient dorés et bien cuits. La température interne du tilapia doit atteindre 63°C (145°F).

Sauce au Beurre Citronné :

1. Pendant la cuisson du tilapia, préparez la sauce au beurre citronné. Dans une petite casserole, faites fondre le beurre non salé (ou l'alternative sans produits laitiers) à feu doux.

2. Ajoutez l'ail haché et faites revenir pendant environ 1 à 2 minutes jusqu'à ce qu'il soit parfumé mais pas doré.

3. Incorporez le jus de citron, le zeste de citron et le persil frais haché.

4. Assaisonnez la sauce avec du sel et du poivre noir selon le goût. Ajustez l'assaisonnement si nécessaire.

Service :

1. Une fois les filets de tilapia cuits, retirez-les de la poêle et placez-les sur des assiettes de service.

2. Arrosez les filets de tilapia panés de la sauce au beurre citronné.

3. Garnissez de persil frais supplémentaire et de rondelles de citron si désiré.

4. Servez le Tilapia Pané aux Noix de Pécan avec Sauce au Beurre Citronné en tant que plat principal délicieux et riche en protéines.

Informations Nutritionnelles (Par Portion, basées sur 4 portions) :

- Calories : 450
- Protéines : 29g
- Glucides : 15g
- Lipides : 32g
- Fibres : 4g
- Sucres : 2g

Recette : Pain à la Banane aux Graines de Chia

Ingrédients : · 2-3 bananes mûres, écrasées (environ 1 tasse) · 2 cuillères à soupe de graines de chia · 1/3 tasse de compote de pommes non sucrée · 1/4 tasse de miel ou de sirop d'érable · 1/4 tasse d'huile d'olive ou d'huile de noix de coco fondue · 2 œufs · 1 cuillère à café d'extrait de vanille · 1 1/2 tasse de farine de blé entier (ou un mélange de farine sans gluten) · 1 cuillère à café de bicarbonate de soude · 1/2 cuillère à café de levure chimique · 1/2 cuillère à café de sel · 1/2 cuillère à café de cannelle en poudre · 1/4 cuillère à café de muscade en poudre (facultatif) · 1/2 tasse de noix hachées (par exemple, noix ou pacanes), en option · 1/4 tasse de pépites de chocolat noir ou de raisins secs, en option

Instructions : Préparation :

1. Préchauffez votre four à 350°F (175°C). Graissez un moule à pain de 9x5 pouces (23x13 cm) et mettez-le de côté.

2. Dans un petit bol, mélangez les graines de chia avec 6 cuillères à soupe d'eau. Laissez reposer ce mélange pendant environ 10 minutes jusqu'à ce qu'il épaississe et forme une consistance gélatineuse.

Pâte à Pain à la Banane :

1. Dans un grand bol, écrasez les bananes mûres à la fourchette jusqu'à obtenir une consistance lisse.

2. Ajoutez le mélange de graines de chia, la compote de pommes non sucrée, le miel ou le sirop d'érable, l'huile d'olive ou l'huile de noix de coco fondue, les œufs et l'extrait de vanille aux bananes écrasées. Mélangez bien jusqu'à ce que tous les ingrédients liquides soient complètement combinés.

3. Dans un autre bol, mélangez la farine de blé entier, le bicarbonate de soude, la levure chimique, le sel, la cannelle en poudre et la muscade en poudre (si utilisée).

4. Ajoutez progressivement les ingrédients secs aux ingrédients liquides, en remuant jusqu'à ce qu'ils soient juste combinés. Faites attention de ne pas trop mélanger ; il est acceptable s'il reste quelques grumeaux.

5. Si désiré, incorporez les noix hachées et les pépites de chocolat noir ou les raisins secs.

Cuisson :

1. Versez la pâte à pain à la banane dans le moule graissé.

2. Faites cuire au four préchauffé pendant environ 50 à 60 minutes ou jusqu'à ce qu'un cure-dent inséré au centre en ressorte propre ou avec quelques miettes humides.

3. Retirez le pain à la banane du four et laissez-le refroidir dans le moule pendant environ 10 minutes.

4. Transférez le pain à la banane sur une grille pour

le laisser refroidir complètement.

Service :

1. Une fois refroidi, coupez en tranches et servez le Pain à la Banane aux Graines de Chia en tant que collation ou petit-déjeuner nutritif et délicieux.

Informations Nutritionnelles (Par Portion, basées sur 12 portions) :

- Calories : 170
- Protéines : 3g
- Glucides : 24g
- Lipides : 7g
- Fibres : 3g
- Sucres : 10g

Recette : Salade de Quinoa aux Noix et Myrtilles

Ingrédients : Pour la Salade :

- 1 tasse de quinoa, rincé et égoutté
- 2 tasses d'eau ou de bouillon de légumes
- 1 tasse de myrtilles fraîches
- 1/2 tasse de noix hachées, toastées
- 1/4 tasse d'oignon rouge, finement haché
- 1/4 tasse de persil frais, haché
- 1/4 tasse de fromage feta émietté (facultatif, à exclure pour une version sans produits laitiers)
- Sel et poivre noir, selon le goût

Pour la Vinaigrette au Citron :

- 1/4 tasse d'huile d'olive extra vierge

- Jus d'1 citron
- Zeste d'1 citron
- 1 cuillère à café de moutarde de Dijon
- 1 gousse d'ail, hachée
- Sel et poivre noir, selon le goût

Instructions : Quinoa :

1. Dans une casserole moyenne, mélangez le quinoa et l'eau ou le bouillon de légumes. Portez à ébullition à feu vif.

2. Réduisez le feu à bas, couvrez et laissez mijoter pendant 15 à 20 minutes, ou jusqu'à ce que le quinoa soit cuit et que le liquide soit absorbé.

3. Retirez la casserole du feu et laissez reposer le quinoa, couvert, pendant 5 minutes. Ensuite, égrenez-le à l'aide d'une fourchette et transférez-le dans un grand saladier pour qu'il refroidisse.

Vinaigrette au Citron :

1. Dans un petit bol, fouettez l'huile d'olive extra vierge, le jus de citron, le zeste de citron, la moutarde de Dijon, l'ail haché, le sel et le poivre noir. Fouettez jusqu'à ce que la vinaigrette soit bien émulsionnée.

Assemblage de la Salade :

1. Au quinoa refroidi, ajoutez les myrtilles fraîches, les noix hachées toastées, l'oignon rouge finement haché et le persil frais haché. Mélangez ces ingrédients ensemble.

2. Si vous utilisez du fromage feta, saupoudrez-le sur la salade.

3. Arrosez la vinaigrette au citron sur la salade.

4. Mélangez délicatement la salade pour combiner tous les ingrédients et les enrober de vinaigrette.

5. Assaisonnez la salade de sel et de poivre noir selon le goût. Ajustez l'assaisonnement si nécessaire.

Service :

1. Servez la Salade de Quinoa aux Noix et Myrtilles en tant que plat d'accompagnement savoureux et nutritif ou en tant que repas léger.

Informations Nutritionnelles (Par Portion, sans fromage feta en option) :

• Calories : 300

• Protéines : 7g

• Glucides : 30g

• Lipides : 18g

• Fibres : 4g

• Sucres : 4g

Recette : Smoothie aux Graines de Lin et aux Baies

Ingrédients :

• 1 tasse de baies mélangées (par exemple, fraises, myrtilles, framboises)

• 1 banane mûre

• 1 cuillère à soupe de graines de lin moulues

• 1 tasse de lait d'amande non sucré (ou tout autre lait de votre choix)

• 1/2 tasse de yaourt grec nature (ou une alternative sans produits laitiers)

• 1 cuillère à soupe de miel ou de sirop d'érable (facultatif, pour plus de douceur)

• Glaçons (facultatif, pour un smoothie plus frais)

• Feuilles de menthe fraîche pour la garniture (facultatif)

Instructions : Préparation du Smoothie :

1. Dans un mixeur, combinez les baies mélangées, la banane mûre, les graines de lin moulues, le lait d'amande non sucré (ou le lait de votre choix) et le yaourt grec nature (ou l'alternative sans produits laitiers).

2. Si vous le souhaitez, ajoutez du miel ou du sirop d'érable pour plus de douceur.

3. Si vous préférez un smoothie plus frais, vous pouvez également ajouter une poignée de glaçons dans le mixeur.

4. Mixez tous les ingrédients jusqu'à ce que le mélange soit lisse et bien combiné. Il peut être nécessaire d'arrêter et de racler les côtés du mixeur pour assurer un mélange uniforme.

Service :

1. Versez le Smoothie aux Graines de Lin et aux Baies dans un verre.

2. Garnissez de feuilles de menthe fraîche si vous le souhaitez, pour plus de fraîcheur et de présentation.

3. Servez le smoothie immédiatement en tant que petit-déjeuner rafraîchissant et riche en nutriments ou en collation.

Informations Nutritionnelles (Par Portion, sans édulcorant facultatif) :

• Calories : 250

- Protéines : 8g
- Glucides : 44g
- Lipides : 6g
- Fibres : 8g
- Sucres : 24g

Légumineuses : Curry aux Haricots Adzuki et Légumes
Ingrédients :

- 1 tasse de haricots adzuki secs, trempés toute une nuit et égouttés (ou utilisez des haricots adzuki en conserve)
- 2 cuillères à soupe d'huile d'olive ou d'huile de coco
- 1 gros oignon, finement haché
- 3 gousses d'ail, hachées
- 1 morceau de gingembre frais d'environ 2,5 cm, râpé
- 1 poivron rouge, coupé en dés
- 1 poivron jaune, coupé en dés
- 2 carottes, pelées et coupées en rondelles
- 1 courgette, coupée en dés
- 1 tasse de bouquets de chou-fleur
- 2 cuillères à soupe de poudre de curry
- 1 cuillère à café de cumin en poudre
- 1 cuillère à café de coriandre en poudre
- 1/2 cuillère à café de curcuma en poudre
- 1/4 cuillère à café de poivre de Cayenne (ajustez selon votre préférence épicée)
- 1 boîte (14 onces) de tomates en dés
- 1 boîte (14 onces) de lait de coco

- Sel et poivre noir, selon le goût
- Feuilles de coriandre fraîche pour la garniture (facultatif)
- Riz brun cuit ou quinoa pour servir

Instructions :

Cuisson des Haricots Adzuki (si vous utilisez des haricots secs) :

1. Placez les haricots adzuki trempés et égouttés dans une grande casserole et couvrez-les d'eau.

2. Portez l'eau à ébullition, puis réduisez le feu pour laisser mijoter.

3. Cuisez les haricots pendant environ 20 à 30 minutes, jusqu'à ce qu'ils soient tendres mais pas écrasés. Égouttez-les et mettez de côté.

Curry :

1. Dans une grande poêle ou une sauteuse, chauffez l'huile d'olive ou l'huile de coco à feu moyen.

2. Ajoutez l'oignon finement haché et faites-le revenir jusqu'à ce qu'il devienne translucide, environ 3 à 4 minutes.

3. Incorporez l'ail haché et le gingembre râpé, et faites cuire encore 1 à 2 minutes jusqu'à ce que cela devienne parfumé.

4. Ajoutez les poivrons rouges et jaunes coupés en dés, les carottes en rondelles, la courgette coupée en dés et les bouquets de chou-fleur dans la poêle. Faites sauter pendant 5 à 7 minutes, jusqu'à ce que les légumes commencent à ramollir.

5. Saupoudrez la poudre de curry, le cumin, la coriandre, le curcuma et le poivre de Cayenne sur les légumes. Remuez pour bien enrober les

légumes des épices.

6. Versez les tomates en dés et le lait de coco. Remuez pour bien mélanger tous les ingrédients.

7. Ajoutez les haricots adzuki cuits dans la poêle et mélangez bien.

8. Réduisez le feu à doux, couvrez la poêle et laissez mijoter pendant 15 à 20 minutes, permettant aux saveurs de se mêler et aux légumes de devenir tendres.

9. Assaisonnez le curry avec du sel et du poivre selon votre goût. Ajustez l'assaisonnement si nécessaire.

Service :

1. Servez le Curry aux Haricots Adzuki et Légumes chaud sur du riz brun cuit ou du quinoa.

2. Garnissez de feuilles de coriandre fraîche si vous le souhaitez.

Informations Nutritionnelles (Par Portion, sans feta facultatif) :

• Calories : 300

• Protéines : 7g

• Glucides : 30g

• Lipides : 18g

• Fibres : 4g

• Sucres : 4g

Salade de Haricots à Œil Noir avec Vinaigrette au Citron

Vert et Coriandre

Ingrédients :

Pour la Salade :

• 2 tasses de haricots à œil noir cuits (en conserve ou cuits à partir de haricots secs)

• 1 tasse de poivron rouge, coupé en dés

• 1 tasse de poivron vert, coupé en dés

• 1/2 tasse d'oignon rouge, coupé en dés

• 1/2 tasse de coriandre fraîche hachée

• 1/4 tasse de piment jalapeño coupé en dés (ajustez selon votre préférence épicée)

• 1 tasse de tomates cerises, coupées en deux

• Sel et poivre noir, selon le goût

• Quartiers de citron vert pour la garniture (facultatif)

Pour la Vinaigrette au Citron Vert et Coriandre :

• Jus de 2 citrons verts

• Zeste d'1 citron vert

• 1/4 tasse d'huile d'olive extra-vierge

• 2 gousses d'ail, hachées • 1 cuillère à soupe de miel ou de sirop d'érable (facultatif, pour plus de douceur)

• Sel et poivre noir, selon le goût

Instructions :

Préparation de la Salade :

1. Dans un grand saladier, mélangez les haricots à œil noir cuits, le poivron rouge coupé en dés, le poivron vert coupé en dés, l'oignon rouge coupé en dés, la coriandre fraîche hachée, le piment jalapeño coupé en dés et les tomates cerises coupées en deux.

2. Assaisonnez la salade avec du sel et du poivre noir selon votre goût. Ajustez l'assaisonnement si nécessaire.

Vinaigrette au Citron Vert et Coriandre :

1. Dans un petit bol, fouettez le jus de citron vert, le zeste de citron vert, l'huile d'olive extra-vierge, l'ail haché, le miel ou le sirop d'érable (si utilisé), le sel et le poivre noir. Fouettez jusqu'à ce que la vinaigrette soit bien émulsionnée.

2. Goûtez la vinaigrette et ajustez la douceur et l'assaisonnement selon vos préférences.

Service :

1. Versez la vinaigrette au Citron Vert et Coriandre sur la Salade de Haricots à Œil Noir.

2. Mélangez la salade délicatement pour bien enrober les ingrédients de la vinaigrette.

3. Servez la salade à température ambiante ou froide.

Informations Nutritionnelles (Par Portion, sans édulcorant facultatif) :

• Calories : 220

• Protéines : 6g

• Glucides : 29g

• Lipides : 9g

• Fibres : 6g

• Sucres : 5g

Recette : Soupe aux Haricots Adzuki Épicés

Ingrédients :

Pour la Soupe :

- 1 tasse de haricots adzuki secs, rincés et égouttés (ou utilisez des haricots adzuki en conserve)
- 2 cuillères à soupe d'huile d'olive ou d'huile de coco
- 1 oignon, finement haché
- 2 gousses d'ail, hachées
- 1 morceau de gingembre frais d'environ 2,5 cm, râpé
- 1 poivron rouge, coupé en dés
- 1 poivron jaune, coupé en dés
- 2 carottes, pelées et coupées en rondelles
- 1 tasse de tomates coupées en dés (en conserve ou fraîches)
- 1 boîte de 400 grammes de lait de coco
- 4 tasses de bouillon de légumes
- 2 cuillères à thé de cumin moulu
- 1 cuillère à thé de coriandre moulue
- 1/2 cuillère à thé de curcuma moulu
- 1/4 cuillère à thé de poivre de Cayenne (ajustez selon vos préférences épicées)
- Sel et poivre noir, selon le goût
- Feuilles de coriandre fraîche pour la garniture (facultatif)
- Jus de citron vert frais pour servir (facultatif)

Instructions :

Cuisson des Haricots Adzuki (si vous utilisez des haricots secs) :

1. Placez les haricots adzuki rincés et égouttés dans une grande casserole et couvrez-les d'eau.
2. Portez l'eau à ébullition, puis réduisez le feu pour laisser mijoter.

3. Cuisez les haricots pendant environ 20 à 30 minutes, ou jusqu'à ce qu'ils soient tendres mais pas trop mous. Égouttez-les et mettez de côté.

Préparation de la Soupe :

1. Dans une grande casserole ou une cocotte, chauffez l'huile d'olive ou l'huile de coco à feu moyen.

2. Ajoutez l'oignon finement haché et faites revenir jusqu'à ce qu'il devienne translucide, environ 3 à 4 minutes.

3. Incorporez l'ail haché et le gingembre râpé, et faites cuire pendant 1 à 2 minutes jusqu'à ce qu'ils dégagent leur parfum.

4. Ajoutez les poivrons rouges et jaunes coupés en dés, les rondelles de carottes et les tomates coupées en dés dans la casserole. Faites sauter pendant 5 à 7 minutes, ou jusqu'à ce que les légumes commencent à ramollir.

5. Saupoudrez le cumin moulu, la coriandre moulue, le curcuma moulu et le poivre de Cayenne sur les légumes. Remuez pour enrober les légumes uniformément avec les épices.

6. Versez le lait de coco et le bouillon de légumes. Remuez pour bien mélanger tous les ingrédients.

7. Ajoutez les haricots adzuki cuits à la casserole et mélangez bien.

8. Portez la soupe à un léger frémissement et laissez cuire pendant environ 20 à 25 minutes, permettant aux saveurs de se mélanger et aux légumes de devenir tendres.

9. Assaisonnez la soupe avec du sel et du poivre

noir selon votre goût. Ajustez l'assaisonnement si nécessaire.

Service :

1. Servez la Soupe aux Haricots Adzuki Épicés bien chaude.
2. Garnissez de feuilles de coriandre fraîche et d'un filet de jus de citron vert si vous le souhaitez.

Informations Nutritionnelles (Par Portion, sans édulcorant facultatif) :

- Calories : 320
- Protéines : 10g
- Glucides : 35g
- Lipides : 17g
- Fibres : 9g
- Sucres : 5g

Recette : Poivrons Farcis aux Haricots à Œil Noir et Épinards

Ingrédients :

- 4 gros poivrons, de n'importe quelle couleur
- 1 tasse de haricots à œil noir cuits (en conserve ou cuits à partir de secs)
- 1 tasse d'épinards frais, hachés
- 1 tasse de riz complet cuit ou de quinoa
- 1/2 tasse de tomates coupées en dés (en conserve ou fraîches)
- 1/2 tasse d'oignon rouge coupé en dés

- 1/2 tasse de fromage mozzarella râpé (facultatif, à exclure pour une version sans produits laitiers)
- 2 gousses d'ail, hachées
- 2 cuillères à soupe d'huile d'olive
- 1 cuillère à thé d'origan séché
- 1/2 cuillère à thé de cumin moulu
- Sel et poivre noir, selon le goût
- Feuilles de basilic frais pour la garniture (facultatif)

Instructions :

Préparation :

1. Préchauffez votre four à 375°F (190°C).
2. Coupez le haut des poivrons et retirez les graines et les membranes de l'intérieur. Mettez de côté.

Poivrons Farcis :

1. Dans une grande poêle, chauffez l'huile d'olive à feu moyen.
2. Ajoutez l'oignon rouge coupé en dés et l'ail haché. Faites sauter pendant 2 à 3 minutes jusqu'à ce que l'oignon devienne translucide et parfumé.
3. Ajoutez les épinards frais hachés à la poêle. Faites sauter pendant 2 à 3 minutes jusqu'à ce que les épinards fanent.
4. Incorporez les haricots à œil noir cuits, le riz complet cuit ou le quinoa, les tomates coupées en dés, l'origan séché, le cumin moulu, le sel et le poivre noir. Cuisez pendant 2 à 3 minutes supplémentaires pour réchauffer le mélange et mélanger les saveurs.
5. Si vous utilisez du fromage mozzarella râpé, saupoudrez-le sur le mélange et remuez jusqu'à ce

qu'il fonde et se mélange aux autres ingrédients. Retirez la poêle du feu.

Remplissage des Poivrons :

1. Remplissez soigneusement chaque poivron avec le mélange aux haricots à œil noir et épinards, en appuyant doucement pour le tasser.

2. Placez les poivrons farcis debout dans un plat de cuisson. Si les poivrons ne tiennent pas seuls, vous pouvez couper légèrement le bas pour créer une surface plate.

3. Couvrez le plat de cuisson avec du papier d'aluminium.

Cuisson :

1. Cuisez les poivrons farcis au four préchauffé pendant environ 25 à 30 minutes, ou jusqu'à ce qu'ils soient tendres et légèrement ridés.

2. Retirez le papier d'aluminium pendant les 10 dernières minutes de cuisson pour permettre aux dessus de dorer.

Service :

1. Enlevez soigneusement les poivrons farcis du four.

2. Garnissez de feuilles de basilic frais si vous le souhaitez.

3. Servez les Poivrons Farcis aux Haricots à Œil Noir et Épinards chauds comme un plat copieux et satisfaisant.

Note : Vous pouvez personnaliser cette recette en ajoutant d'autres légumes ou épices au mélange de farce selon vos préférences. Ajustez le fromage ou excluez-le pour une version sans produits laitiers.

Informations Nutritionnelles (Par Portion, avec fromage) :

- Calories : 250
- Protéines : 9g
- Glucides : 35g
- Lipides : 8g
- Fibres : 8g
- Sucres : 7g

Recette : Courges Poivrées Farcies aux Haricots Adzuki et Quinoa

Ingrédients :

Pour les Courges Poivrées Farcies :

- 2 courges poivrées moyennes
- 1 tasse de haricots adzuki cuits (en conserve ou cuits à partir de secs)
- 1 tasse de quinoa cuit
- 1/2 tasse de poivron rouge coupé en dés
- 1/2 tasse de poivron vert coupé en dés
- 1/2 tasse d'oignon rouge coupé en dés
- 2 gousses d'ail, hachées
- 2 cuillères à soupe d'huile d'olive
- 1 cuillère à thé de cumin moulu
- 1/2 cuillère à thé de coriandre moulue
- 1/2 cuillère à thé de paprika fumé
- Sel et poivre noir, selon le goût
- Persil frais haché pour la garniture (facultatif)

Instructions :

Préparation des Courges Poivrées :

1. Préchauffez votre four à 375°F (190°C).

2. Coupez les sommets des courges poivrées, environ 1 pouce du bout de la tige. Conservez les sommets pour plus tard.

3. Évidez soigneusement les graines et les membranes de l'intérieur de chaque courge, créant une cavité. Vous pouvez utiliser une cuillère pour ce faire.

4. Frottez l'intérieur de chaque cavité de courge avec un peu d'huile d'olive et assaisonnez avec du sel et du poivre noir.

5. Placez les courges, côté creux vers le bas, sur une plaque de cuisson recouverte de papier parchemin ou de papier d'aluminium. Faites cuire pendant 20 à 25 minutes, ou jusqu'à ce que la chair de la courge soit tendre lorsqu'elle est percée avec une fourchette.

Garniture des Courges Poivrées :

1. Pendant que les courges cuisent, préparez le mélange de garniture.

2. Dans une grande poêle, chauffez l'huile d'olive à feu moyen.

3. Ajoutez l'oignon rouge coupé en dés et faites sauter pendant 2 à 3 minutes jusqu'à ce qu'il devienne translucide.

4. Incorporez l'ail haché et faites cuire pendant encore une minute jusqu'à ce qu'il dégage son parfum.

5. Ajoutez les poivrons rouge et vert coupés en dés à la poêle. Faites sauter pendant 5 à 7 minutes, ou jusqu'à ce que les poivrons commencent à ramollir.

6. Ajoutez les haricots adzuki cuits, le quinoa cuit, le cumin moulu, la coriandre moulue, le paprika fumé, le sel et le poivre noir à la poêle. Remuez pour combiner tous les ingrédients.

7. Cuisez le mélange pendant 3 à 5 minutes supplémentaires pour le réchauffer complètement et permettez aux saveurs de se mélanger. Ajustez l'assaisonnement si nécessaire.

Remplissage des Courges Poivrées :

1. Une fois que les courges poivrées sont tendres, retirez-les du four.

2. Remplissez soigneusement chaque cavité de courge avec le mélange de haricots adzuki et de quinoa, en tassant doucement.

3. Replacez les sommets des courges sur chaque courge farcie.

Cuisson :

1. Remettez les courges poivrées farcies au four.

2. Faites cuire pendant 15 à 20 minutes supplémentaires, ou jusqu'à ce que la courge soit entièrement tendre et que les sommets soient légèrement dorés.

Service :

1. Retirez soigneusement les courges poivrées farcies du four.
2. Garnissez de persil frais haché si vous le souhaitez.
3. Servez les Courges Poivrées Farcies aux Haricots Adzuki et Quinoa chaudes comme un plat copieux et nutritif.

Note : Vous pouvez personnaliser cette recette en ajoutant d'autres légumes ou herbes au mélange de garniture selon vos préférences.

Informations Nutritionnelles (Par Portion) :

• Calories : 350

• Protéines : 10g

• Glucides : 62g

• Lipides : 8g

• Fibres : 10g

• Sucres : 6g

Recette : Salsa de Haricots à Œil Noir et Maïs

Ingrédients :

• 1 boîte (15 onces) de haricots à œil noir, égouttés et rincés

• 1 tasse de grains de maïs surgelés, décongelés

• 1/2 tasse de poivron rouge coupé en dés

• 1/2 tasse de poivron vert coupé en dés

• 1/4 tasse d'oignon rouge coupé en dés

• 2 gousses d'ail, hachées

• 1 piment jalapeño, épépiné et finement coupé en dés (ajuster selon votre préférence épicée)

• 1/4 tasse de coriandre fraîche hachée

- Jus de 2 citrons verts
- 2 cuillères à soupe d'huile d'olive extra-vierge
- 1 cuillère à thé de cumin moulu
- Sel et poivre noir, selon le goût
- Tortilla chips ou tranches de légumes frais pour servir

Instructions :

Préparation de la Salsa :

1. Dans un grand saladier, mélangez les haricots à œil noir égouttés, les grains de maïs décongelés, les poivrons rouge et vert coupés en dés, l'oignon rouge coupé en dés, l'ail haché et le piment jalapeño finement coupé.

2. Ajoutez la coriandre fraîche hachée au mélange.

3. Dans un petit bol, fouettez le jus de citron vert, l'huile d'olive extra-vierge, le cumin moulu, le sel et le poivre noir pour créer la vinaigrette.

4. Versez la vinaigrette sur le mélange de haricots à œil noir et de maïs.

5. Mélangez doucement tous les ingrédients jusqu'à ce que la salsa soit bien combinée et uniformément enrobée de la vinaigrette.

Réfrigération :

1. Couvrez la salsa et réfrigérez-la pendant au moins 30 minutes pour permettre aux saveurs de se mêler.

Service :

1. Avant de servir, remuez une dernière fois la salsa.
2. Servez la Salsa de Haricots à Œil Noir et Maïs avec des tortilla chips ou des tranches de légumes frais en guise d'apéritif délicieux et nutritif.

Note : Vous pouvez ajuster le niveau d'épicé en ajoutant plus ou moins de piment jalapeño selon vos préférences gustatives. Cette salsa peut également être utilisée comme garniture pour du poulet ou du poisson grillé.

Informations Nutritionnelles (Par Portion) :

• Calories : 120

• Protéines : 4g

• Glucides : 18g

• Lipides : 4g

• Fibres : 4g

• Sucres : 3g

Recette : Tacos Épicés aux Haricots Adzuki avec Crème d'Avocat

Ingrédients :

Pour la Garniture aux Haricots Adzuki Épicés :

• 1 tasse de haricots adzuki cuits (en conserve ou cuits à partir de secs)

• 1 cuillère à soupe d'huile d'olive

• 1/2 tasse d'oignon rouge coupé en dés

• 1/2 tasse de poivron rouge coupé en dés

• 1/2 tasse de poivron vert coupé en dés

• 2 gousses d'ail, hachées

• 1 piment jalapeño, épépiné et finement coupé en dés (ajuster selon votre préférence épicée)

• 1 cuillère à thé de cumin moulu

• 1/2 cuillère à thé de paprika fumé

• 1/4 cuillère à thé de poivre de Cayenne (ajuster selon votre préférence épicée)

• Sel et poivre noir, selon le goût

• Feuilles de coriandre fraîche pour la garniture (facultatif)

Pour la Crème d'Avocat :

• 1 avocat mûr, pelé et dénoyauté

• 1/4 tasse de yaourt grec nature (ou une alternative sans produits laitiers)

• Jus de 1 citron vert

• 1/4 tasse de coriandre fraîche hachée

• Sel et poivre noir, selon le goût

Pour Servir :

• 8 petites tortillas de maïs

• Rondelles de radis, laitue hachée et oignon rouge coupé en dés supplémentaires pour la garniture (facultatif)

Instructions :

Garniture aux Haricots Adzuki Épicés :

1. Dans une poêle, chauffez l'huile d'olive à feu moyen.

2. Ajoutez l'oignon rouge coupé en dés et faites revenir pendant 2 à 3 minutes jusqu'à ce qu'il devienne translucide.

3. Incorporez l'ail haché et faites cuire pendant une minute supplémentaire jusqu'à ce qu'il dégage son

parfum.

4. Ajoutez les poivrons rouge et vert coupés en dés et faites cuire pendant 5 à 7 minutes jusqu'à ce qu'ils commencent à ramollir.

5. Ajoutez le piment jalapeño coupé en dés et faites cuire pendant 1 à 2 minutes supplémentaires.

6. Incorporez les haricots adzuki cuits, le cumin moulu, le paprika fumé, le poivre de Cayenne, le sel et le poivre noir. Faites cuire pendant 3 à 5 minutes pour réchauffer le mélange et mélanger les saveurs. Ajustez l'assaisonnement si nécessaire.

Crème d'Avocat :

1. Dans un mixeur ou un robot culinaire, mélangez l'avocat mûr, le yaourt grec nature (ou l'alternative sans produits laitiers), le jus de citron vert, la coriandre fraîche hachée, le sel et le poivre noir.

2. Mixez jusqu'à ce que le mélange soit lisse et crémeux. Goûtez et ajustez l'assaisonnement selon vos préférences.

Assemblage des Tacos :

1. Réchauffez les tortillas de maïs dans une poêle sèche ou au micro-ondes pendant quelques secondes.

2. Cuisez une généreuse portion de la garniture aux haricots adzuki épicés sur chaque tortilla.

3. Arrosez de crème d'avocat sur la garniture.

4. Garnissez de feuilles de coriandre fraîche et d'autres garnitures facultatives que vous aimez, comme des rondelles de radis, de la laitue hachée ou de l'oignon rouge coupé en dés.

Service :

1. Servez les Tacos Épicés aux Haricots Adzuki avec Crème d'Avocat immédiatement pour un repas savoureux et satisfaisant.

Note : Vous pouvez personnaliser ces tacos en ajoutant d'autres garnitures comme des dés de tomates, du fromage râpé (si vous ne suivez pas un régime sans produits laitiers) ou de la sauce piquante pour plus de piquant.

Informations Nutritionnelles (Par Portion, sans les garnitures facultatives) :

- Calories : 180

- Protéines : 5g

- Glucides : 27g

- Lipides : 7g

- Fibres : 7g

- Sucres : 2g

Recette : Chili aux Haricots à Œil Noir

Ingrédients : • 1 tasse de haricots à œil noir secs, trempés toute la nuit et égouttés (ou utilisez des haricots en conserve à œil noir) • 1 cuillère à soupe d'huile d'olive • 1 gros oignon, finement haché • 2 gousses d'ail, hachées • 1 poivron rouge, coupé en dés • 1 poivron vert, coupé en dés • 1 piment jalapeño, épépiné et finement coupé en dés (ajuster selon votre préférence épicée) • 450 grammes de viande de bœuf maigre hachée (ou de dinde hachée pour une option plus maigre) • 1 boîte (14 onces) de tomates en dés • 1 boîte (14 onces) de sauce tomate • 2 cuillères à soupe de poudre de chili • 1 cuillère à thé de cumin moulu • 1/2 cuillère à thé de paprika fumé • 1/4 cuillère à thé de poivre de Cayenne (ajuster selon votre préférence épicée) · Sel et poivre noir, selon le goût · Coriandre fraîche hachée ou oignons verts pour la garniture (facultatif) · Fromage cheddar râpé ou une alternative sans produits laitiers pour servir (facultatif)

Instructions :

Préparation des Haricots à Œil Noir (si vous utilisez des haricots secs) :

1. Placez les haricots à œil noir trempés et égouttés dans une grande casserole et couvrez-les d'eau.

2. Portez l'eau à ébullition, puis réduisez le feu et laissez mijoter.

3. Cuisez les haricots pendant environ 20 à 30 minutes, ou jusqu'à ce qu'ils soient tendres mais pas trop mous. Égouttez-les et mettez de côté.

Préparation du Chili :

1. Dans une grande casserole ou une cocotte, chauffez l'huile d'olive à feu moyen.

2. Ajoutez l'oignon finement haché et faites revenir pendant 3 à 4 minutes jusqu'à ce qu'il devienne translucide.

3. Incorporez l'ail haché et faites cuire pendant une minute supplémentaire jusqu'à ce qu'il dégage son parfum.

4. Ajoutez le poivron rouge coupé en dés, le poivron vert coupé en dés et le piment jalapeño coupé en dés dans la casserole. Faites sauter pendant 5 à 7 minutes jusqu'à ce que les poivrons commencent à ramollir.

5. Ajoutez la viande de bœuf maigre (ou de dinde) dans la casserole. Cuisez en la désagrégeant avec

une cuillère jusqu'à ce qu'elle soit dorée et cuite à travers.

6. Incorporez les tomates en dés, la sauce tomate, la poudre de chili, le cumin moulu, le paprika fumé, le poivre de Cayenne, le sel et le poivre noir.

7. Ajoutez les haricots à œil noir cuits au mélange de chili et remuez pour combiner tous les ingrédients.

8. Portez le chili à ébullition, puis réduisez le feu, couvrez et laissez mijoter pendant environ 30 à 40 minutes pour permettre aux saveurs de se mélanger et pour épaissir le chili. Remuez de temps en temps.

Service :

1. Louchez le Chili aux Haricots à Œil Noir dans des bols.

2. Garnissez de coriandre fraîche hachée ou d'oignons verts et de fromage cheddar râpé ou d'une alternative sans produits laitiers si désiré.

3. Servez le chili chaud comme un repas copieux et savoureux.

Note : Vous pouvez personnaliser ce chili en ajustant le niveau d'épicé avec plus ou moins de piment jalapeño et de poivre de Cayenne.

Informations Nutritionnelles (Par Portion, sans les garnitures facultatives) : · Calories : 350 · Protéines : 25g · Glucides : 30g · Lipides : 15g · Fibres : 9g · Sucres : 6g

Recette : Poivrons Farcis aux Haricots Adzuki et Quinoa

Ingrédients : · 4 gros poivrons, de n'importe quelle couleur

• 1 tasse de haricots adzuki cuits (en conserve ou cuits à partir de secs) • 1 tasse de quinoa cuit • 1/2 tasse de tomates coupées en dés (en conserve ou fraîches) • 1/2 tasse d'oignon rouge coupé en dés • 1/2 tasse de courgette coupée en dés • 2 gousses d'ail, hachées • 1 cuillère à café de cumin moulu • 1/2 cuillère à café de paprika fumé • 1/4 cuillère à café de poivre de Cayenne (ajuster selon votre préférence épicée) • Sel et poivre noir, selon le goût • Feuilles de coriandre fraîche pour la garniture (facultatif)

Instructions :

Préparation des Poivrons :

1. Préchauffez votre four à 375°F (190°C).

2. Coupez le haut des poivrons, environ 1 pouce du bout de la tige. Gardez les hauts pour plus tard.

3. Évidez soigneusement les graines et les membranes de l'intérieur de chaque poivron, créant une cavité. Utilisez une cuillère pour cela.

4. Frottez l'intérieur de chaque cavité de poivron avec un peu d'huile d'olive et assaisonnez avec du sel et du poivre noir.

5. Placez les poivrons, côté creux vers le bas, sur une plaque de cuisson recouverte de papier parchemin ou de papier d'aluminium. Cuisez au four pendant 20 à 25 minutes, ou jusqu'à ce que les poivrons soient tendres lorsqu'on les pique avec une fourchette.

Garniture des Poivrons :

1. Pendant que les poivrons cuisent, préparez le mélange de garniture.

2. Dans une grande poêle, chauffez l'huile d'olive à feu moyen.

3. Ajoutez l'oignon rouge coupé en dés et faites sauter pendant 2 à 3 minutes jusqu'à ce qu'il devienne translucide.

4. Incorporez l'ail haché et faites cuire pendant une minute supplémentaire jusqu'à ce qu'il dégage son parfum.

5. Ajoutez la courgette coupée en dés et faites cuire pendant 3 à 4 minutes jusqu'à ce qu'elle commence à ramollir.

6. Ajoutez les tomates coupées en dés, les haricots adzuki cuits, le quinoa cuit, le cumin moulu, le paprika fumé, le poivre de Cayenne, le sel et le poivre noir à la poêle. Remuez pour combiner tous les ingrédients.

7. Cuisez le mélange pendant 3 à 5 minutes supplémentaires pour le chauffer complètement et permettre aux saveurs de se mélanger. Ajustez l'assaisonnement si nécessaire.

Farcir les Poivrons :

1. Une fois que les poivrons sont tendres, retirez-les du four.

2. Remplissez soigneusement chaque cavité de poivron avec le mélange de haricots adzuki et de quinoa, en appuyant doucement pour le compacter.

3. Replacez les hauts de poivron sur chaque poivron farci.

Cuisson :

1. Remettez les poivrons farcis au four.

2. Cuisez pendant 15 à 20 minutes supplémentaires, ou jusqu'à ce que les poivrons soient entièrement

tendres et que les hauts soient légèrement dorés.

Service :

1. Prélevez soigneusement les poivrons farcis du four.

2. Garnissez de feuilles de coriandre fraîche si désiré.

3. Servez les Poivrons Farcis aux Haricots Adzuki et Quinoa chauds comme un plat nourrissant et satisfaisant.

Note : Vous pouvez personnaliser cette recette en ajoutant d'autres légumes ou herbes au mélange de garniture selon vos préférences.

Informations Nutritionnelles (Par Portion) :

• Calories : 250

• Protéines : 10g

• Glucides : 48g

• Lipides : 2g

• Fibres : 9g

• Sucres : 9g

CONCLUSION

En clôture de ce périple à travers le "Régime Adapté au Groupe Sanguin O", nous posons le dernier mot sur une exploration dédiée à l'optimisation de votre bien-être à travers des choix alimentaires judicieux. Ce livre a cherché à dévoiler les mystères de la nutrition adaptée au groupe sanguin O, offrant bien plus qu'un simple guide culinaire. Il a été conçu pour être votre compagnon, vous guidant vers une compréhension profonde de votre physiologie unique et vous permettant d'embrasser une approche personnalisée de la nutrition.

Au fil des chapitres, nous avons exploré les bases scientifiques, les nuances subtiles et les pratiques alimentaires spécifiques qui peuvent aligner votre alimentation avec votre identité physiologique. Nous avons cherché à vous armer de connaissances pratiques, de recettes délicieuses, et d'un sentiment d'autonomie face à vos choix alimentaires.

Se nourrir selon le groupe sanguin O ne se limite pas à une liste d'aliments, mais devient une affirmation quotidienne de votre engagement envers une vie saine, énergique et équilibrée. C'est un voyage qui va au-delà de la simple alimentation pour toucher l'essence même de votre bien-être.

Alors que vous refermez ce livre, que les conseils pratiques et les connaissances que vous avez acquises deviennent une source d'inspiration continue dans votre quotidien. Puissiez-vous embrasser chaque repas comme une opportunité de renforcer votre santé et de célébrer la vitalité qui découle de l'harmonie avec votre groupe sanguin.

Que votre parcours vers le bien-être continue d'être éclairé par la compréhension profonde de votre physiologie. Que chaque choix alimentaire soit une déclaration d'amour envers votre corps, affirmant votre détermination à vivre pleinement.

Merci de nous avoir accompagnés dans cette aventure. Que votre chemin soit pavé de bien-être, d'énergie dynamique et d'équilibre continu.

Bienvenue dans une vie où votre alimentation devient une célébration quotidienne de votre santé.

www.ingramcontent.com/pod-product-compliance
Lightning Source LLC
Chambersburg PA
CBHW070713250726
48662CB00001B/391